最新の視力研究で導き出した

何歳からでも目がよくなる方法

著者 平賀広貴

監修 松岡俊行（眼科医）

アスコム

目をよくしたい！

そんな思いを持っている方は、多いのではないでしょうか。

小さいとき近視になってしまって、
ずっと眼鏡やコンタクトレンズをしている。
最近、急に電光掲示板が見えなくなってきた。
夕方の車の運転がこわい。
気づいたら、近くも見えづらい気がする……。

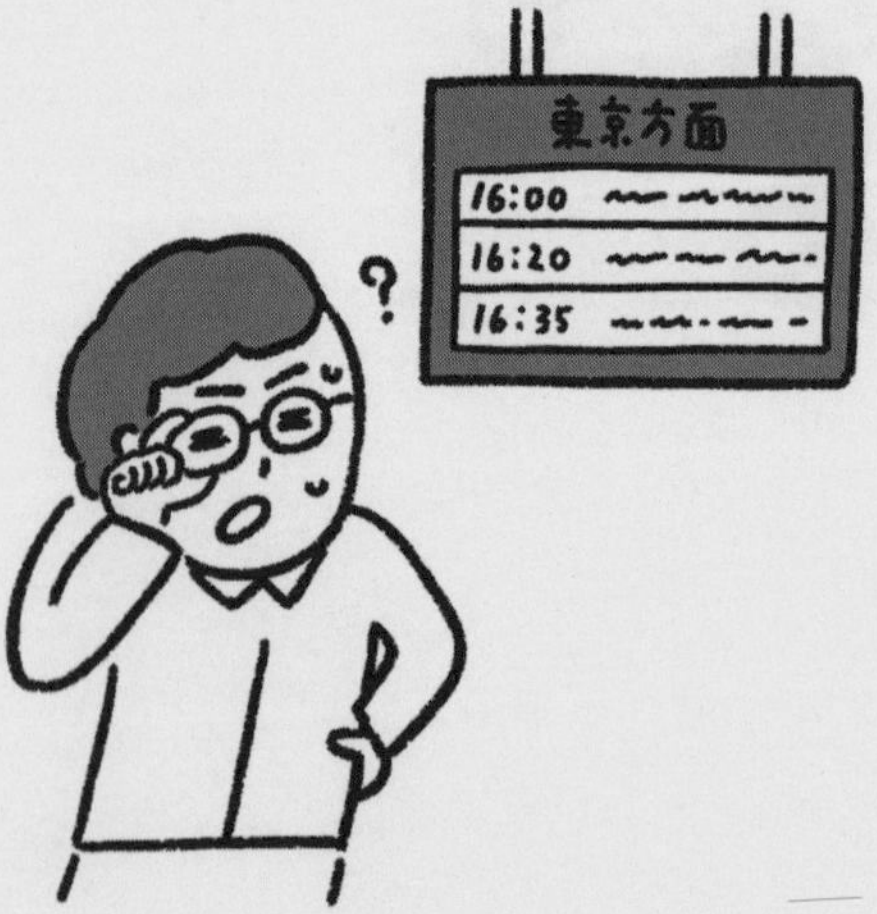

目の悩みは、毎日の生活にかかわりますから、
不安になってしまいますよね。

ましてや、
もしも大地震がおきて、
眼鏡がなくなってしまったら……？
コンタクトレンズを洗浄できなかったら……？
まさに、命にかかわることです。

目を根本的によくする方法はないのか？
なぜ、「目がよくなる本」を読んでも効果がある人とない人がいるのか？

私は科学者として、この疑問に12年以上、向き合ってきました。
そしてついに、つきとめたのです。

それは、今までやってきたことが
「**あなたに合った方法ではないから**」だということを。

たとえば、顔の前に伸ばした指を目で追いかける
「眼球体操」というものがありますよね。

これは、眼球にくっついていて動体視力に影響する
外眼筋《がいがんきん》という筋肉にアプローチするものです。

ですが、視力をつかさどるのは、この外眼筋ではなく、
眼球の中にある「毛様体筋《もうようたいきん》」というものです。

つまり、眼球体操をしても
視力はアップしないのです。

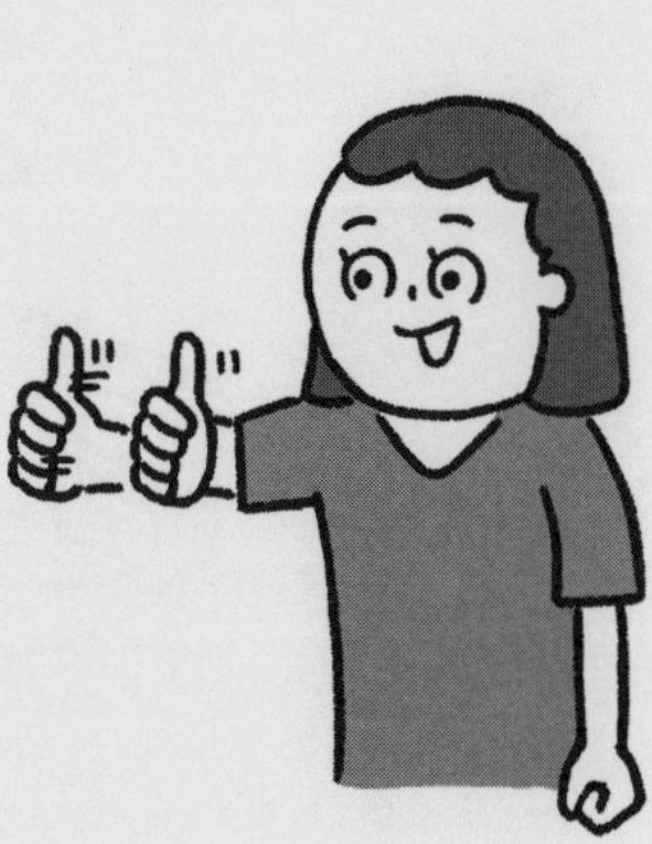

また、眺めて目がよくなる写真などは、
「脳」に働きかけるものです。

目が悪くなっている原因はさまざまで、
・近視タイプ……眼軸の伸びが原因
・網膜機能が不十分なタイプ……血流の悪化が原因
・ストレスで一時的に視力が下がったタイプ……脳が原因
・老眼タイプ……水晶体の老化が原因
など、症状によって異なります。

つまり、「脳」に原因がない場合は、
いくら写真を見ても目がよくなることはないのです。

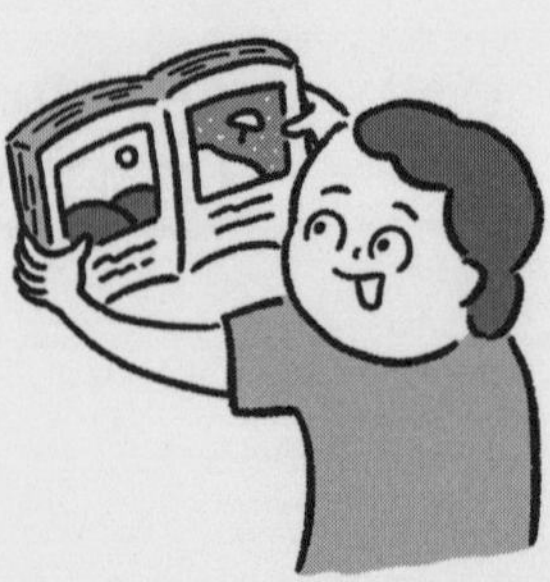

では、一度悪くなってしまった目をよくすることは
できないのでしょうか？

いいえ、そんなことはありません！

考え方を変えれば、可能です。

それは、
「目は体の臓器の一部」と考えること。

急に何を言い出したの？
と思った方もいらっしゃるかもしれませんが、もう少しお付き合いください。

たとえば腸を健康にしようと思ったら、
腸を直接刺激するのではなく、
ヨーグルトを食べたり、運動習慣をつけてみたり、
睡眠に気をつけたりしますよね。
目も、それと同じなんです。

つまり、食事や運動などの生活習慣が大切で、
「目に栄養が行き届くこと」が、視力改善につながるのです。

私は、兄妹の中でもなぜ自分だけ目がいいのか、
研究者仲間の中でもなぜ自分だけ目がいいのか、
ずっと不思議に思ってきました。
そして、世界中の研究結果を調べつくして、
この結論に至りました。

実際に、私がアドバイスをした方々には、
1ヶ月で裸眼視力が
0・4から0・7になった！
0・2から0・5になった！
という事例が続出しています。

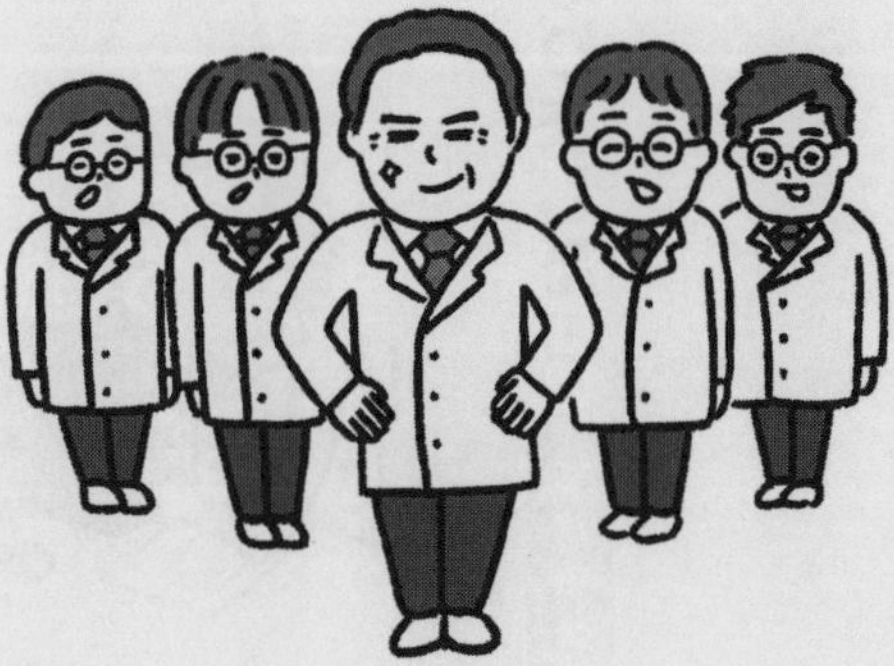

裸眼視力は両眼とも0・4
毎日パソコン画面を見る時間が長く、
視力低下も気になります

1ヶ月間、生活習慣を改善！

裸眼視力が0・7に。裸眼生活も夢ではなくなりました！

52歳男性

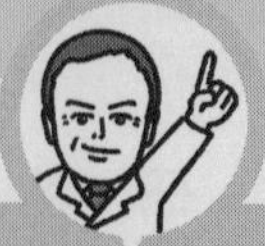

タンパク質摂取のために、積極的に鶏肉や豚肉を食事に取り入れていただきました。
できるときには、眼鏡を外して生活するのもおすすめしました。
近視が治った例はいくらでもあることをお伝えすると、大変うれしそうに実行されていました。
この短期間での改善は、ご本人の生活習慣改善の賜物です！

学生のときから眼鏡で、裸眼視力は0・2
老眼も少し気になり始めました

1ヶ月間、生活習慣を改善！

裸眼視力が0・5に回復。老眼鏡も不要に！

45歳女性

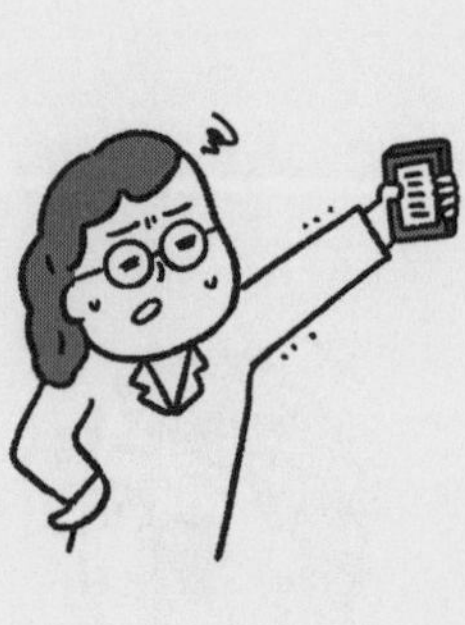

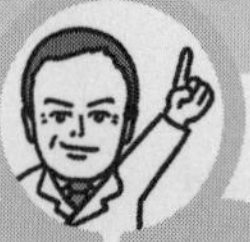

食事面ではビタミンCや食物繊維、ルテインを補給するために、キャベツ、にんじんの生食をおすすめしました。
もともと筋トレ習慣のある方だったので、ランニングにも取り組んでいただきました。
運動習慣もついて、これからさらに視力アップが見込めるでしょう！

ぜひ、この感動をみなさんにも味わってほしいと思います。

目は一生ものです。
何歳になっても「よく見える目」でいられるように、
今日から、あなたに合った
視力改善方法を実践していきましょう！

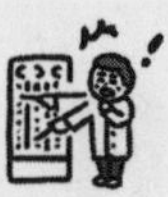

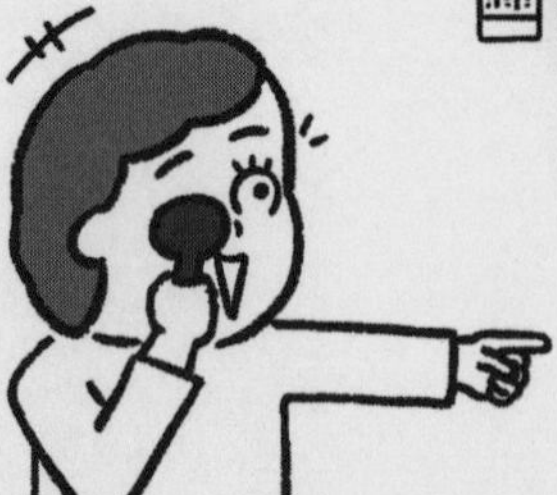

はじめに

ご挨拶が遅くなり、失礼をいたしました。平賀広貴《ひらがひろき》と申します。

私は現在44歳、**裸眼視力は2・0**です。

この年齢にしては、なかなか珍しい視力の持ち主ではないでしょうか？

目がいいという話をすると、皆にうらやましがられ、視力検査ではいつも驚かれます。

ですが、どちらかというと目が悪くなりがちな職業についています。

東北大学の大学院に進学し、27歳で博士号を取得後、大学や東芝の研究所に42歳まで勤め、研究者として働いていました。その業績は、特許76件、論文15本、受賞歴13件です。

現在は退職し、ライフサイエンスや半導体のコンサルティング事業を行う傍《かたわ》ら、この本を執筆しています。

つまり、人生の半分以上を研究者として過ごしてきたのです。

研究者といえば、「白衣に眼鏡」をイメージされる方も多いと思います。今や服装こそ多様化したものの、「眼鏡」に関していえば間違っていません。

実際に、同僚の多くはなんらかの視力矯正（眼鏡、コンタクトレンズ、レーシックなど）をしている人がほとんどでした。

視力で私より勝る研究者に会ったことがありません。

研究者時代、「目がいい」という理由で、細かいハンドリングの必要な研究試料の扱いを担当することもしばしばありました。

会社の健康診断の視力検査も数秒で終わり、検査員の方から、「確認しますが、裸眼ですよね？」と毎回のように聞かれていました。

また、老眼でもありません。２０２４年5月で44歳になりましたが、裸眼でピントを合わせられる最小距離は、26センチ。同じ年齢の平均「33センチ」より近くも見えています。

じつは私は長い間、なぜ自分の目がいいのかずっと不思議でした。

中学生ごろから同級生は眼鏡をかける人が増え始め、友達から「目がよくて羨《うらや》ましい」と言われるようになりました。

大学を卒業し、大学院生、社会人になっても目はいいままで、視力検査では計測上限の数値が難なく見えていました。

全然勉強しなかったんじゃないのかって？

いいえ。私は小学生のころから科学者を志しており、勉強が好きでした。中学生になると学年トップの成績になることも何度かありました。

では、親からの遺伝でしょうか？

同じ家庭で育った兄と妹は２人とも眼鏡をしています。

私だけブルーベリージャムが好きだからか？

いや、調べてみると、**ブルーベリーの視力への効果は科学的には間接的なものに限られる**ようです。

ちまたで評判の眼球体操、目がよくなる迷路、目がよくなる模様などの視力向上方法に取り組んだことは一度もなく、目がいい理由が自分でもよくわからなかったのです。

なにせ「とくに何もしていない」のですから。

しかし32歳のとき、たまたまひとつの論文に触れ、合点がいきました。

「東アジアの子どもたちに近視傾向があるのは、屋外での活動時間が少ない傾向があるためである」という趣旨で、視力研究の第一人者であるオーストラリア国立大学のイアン・モーガン教授らの報告した論文です。

その論文によると、子どもの近視の要因は日光を浴びる時間が短いことである、と結論づけていました。東アジアは教育熱が高い地域であり、幼少のころから勉強のために屋内にいる時間が長いため、近視の子どもの増大を招いている、というのです。

なるほど！

私は山梨県のブドウ農家に生まれて、小さいころから畑仕事や昆虫採集ばっかりやってきたから目がいいんだ、と気づいたのです。

さらにその論文によると、**遺伝やＴＶゲームの時間が長いこととは近視との関係は見られなかった**とのこと。これまでは、子どもの目が悪くなるのは勉強のし過ぎやＴＶゲームのし過ぎが原因、アジア人の視力が悪いのは遺伝的な影響、と考えられてきましたが、それが覆《くつがえ》されたのです。

その研究は非常に画期的に感じました。これなら私が周りの人たちに比べて目がいいことの説明がつきますし、**対策をすれば誰でも近視にならずにすむ**ことになるからです。

ただ、その論文は子どもを対象にしたものだったので、屋外活動が大人になってからの近視予防や改善に効果があるとは記載されていませんでした。ですが私は、これは大人でも効果があるだろうと仮説をたて、32歳から10年以上にわたり、なるべく外に出るよう心がけてきました。

そして41歳になったとき、思いがけず私の裸眼視力が2・0であることを知ったのです。

それは、ＪＡＸＡ宇宙飛行士候補者選抜試験に挑戦したときのことでした。

受験のためにいつもと違う上限2・0まで測定できる病院で検査したところ、**裸眼視力が上限の2・0だった**のです。

検査員の方はとても驚いており、「すごい、本当にすごい」とつぶやいていました。

私はとてもうれしかったのと同時に、さらに疑問が生じました。41歳といえば次第に目が悪くなり、老眼が始まってもおかしくない年齢です。裸眼視力2・0なんて聞いたことがありません。

32歳から意識して屋外活動時間を増やしていましたが、外に出るだけでそんなに効果があるのでしょうか?

そこで私は、屋外活動以外にも、私がこれまでに取り組んできた生活習慣にヒントが隠されているはずだ、と考えました。実際にいくつか思い当たる節があるのです。

それからというもの、視力に関する文献・資料を調査し、自分の過去と照らし合わせ、何が視力向上に効果があったのかを検証し続けてきました。

その結果、どうやら私は、さまざまな幸運もあって裸眼視力2・0を保つことができているとわかりました。

私が過去に取り組んできた生活習慣の数々が、偶然にも「目にいいこと」ばかりだったのです。

一方で、調査を進めるうちに、いま世界では「**近視パンデミック**」と言われるほど近視人口の拡大が大問題になっていることも知りました。

日本ではとくに子どもの近視の進行が著《いちじる》しく、大都市ではじつに**高校卒業までにおよそ4人中3人以上が近視**になることが、毎年実施される文部科学省の学校保健統計でわかっています。しかも、その割合は年々増加しているのです。

近視になると、将来的に緑内障、白内障、網膜剥離などのリスクも増大し、**近視の人の10％は強度近視、さらにそのうちの10％は失明の危機**が生じます。

つまり、近視人口が増えるほど、失明人口が増えるということです。

失明までいかなくとも、視力が悪いことがクオリティ・オブ・ライフの低下につながることは避けられません。

眼鏡やコンタクトレンズ、治療や近視対策など、裸眼では必要ない出費も増えますし、仕事内容に制限が生じる場合もあります。また、視覚不良はうつ病や認知症との関連が強いこともわかっています。

これは将来とんでもないことになりそうだ、私に何かできることはないだろうか、と思い、会社を退職して、周りの人に視力改善のアドバイスを始めました。

すると、みなさんが本当に視力低下で困っているということがわかったのです。

じつは、ひとえに視力改善法、視力維持といっても、年代や症状ごとに取り組み内容が違います。それらを体系的にまとめ、本当に効果のあるものだけを記したのがこの本です。

読んでくださった方や、ご家族、周りの方々など、ひとりでも多くの方の視力の向上・維持の一助になれば幸いです。

第2章

何歳からでも目がよくなる方法

第3章 よくなった目を維持していく方法

第4章 目がよくなる食事

第5章 「目がいい人」でいるために、知っておくべきこと

※本書に掲載されている情報は、特に但しのない限り、2025年1月15日現在のものです。

第 1 章

何歳からでも
目がよくなる秘密

同じやり方で「目がよくなる」という思い込み

「私、目がいいんです。裸眼で視力2・0あるんです」

と周りに言い始めてから、

「なんでそんなに目がいいの？」

「どうやって視力2・0になったの？」

「一度悪くなった後でもよくなるの？」

と、多くの方から相談が寄せられました。

しかし、一人ひとりに事情を聞いてみれば、年齢も性別も、視力が悪くなった原因もばらばらです。問題が生じている目のパーツも、多岐にわたります。

その方の状況もさまざま。

眼科医に相談している人もいれば、治らないと言われてあきらめている人。近視がひどく不便な思いをしている人、面倒だからと放置する人。今まで視力に自信があったのに急に目が悪くなった人、「子どもが眼鏡をかけるようになったけど治るの？」「老眼はどうしようもないの？」といった悩みを抱えている人などなど……。

この本を手に取られた方は、きっとすでに他の「目がよくなる本」を読まれ、試された方もいるでしょう。

しかし、実際には効果があったという方と同じくらい、あまり改善しなかった、すぐに元に戻ってしまった、という方もおられるのではないでしょうか?

それは当然のこと。

一口に目が悪いといっても、人によって視力を改善させる方法が違うからです。

たとえば、血行不良が原因で視力が悪い人が、いわゆる「目がよくなる模様」のトレーニングをやっても意味がありません。

老眼の人が日光を浴びすぎると、紫外線の影響で目の奥にあるレンズ状の組織である水晶体が硬くなり、かえって悪化してしまいます。

視力を改善していくためには、**まず自身の症状を理解し、その上で自分に合った方法で行っていく**ことがとても大切です。

それをしていなかったから、あなたの目は何をしても改善には向かわなかったのです。

あなたの目に合った改善法が見つかる「セルフ問診チャート」

今回、あなたに合った最適な視力改善方法を探るために、「セルフ問診チャート」をご用意いたしました。

◎眼鏡やコンタクトレンズの道しかないと思っていた
◎目の疲れがひどくて、視力も落ちてきた気がする
◎試してきた視力改善法の効果をいまいち実感できていない

こんな方は特に、それぞれの症状と対策を知ることで、より効果的に視力改善のアプローチをすることができます。

次ページをご覧ください。ご自身の目がいまどんな状態なのか、スタートから順に、質問にイエス、もしくはノーで答えていってください。

悩んでいる視力低下の根本原因と、当てはまる症状がわかります。

※これは視覚が十分に発達した大人の方向けのチャートです。
20歳未満の方は視覚が未発達であり、これから柔軟に変化していく可能性があるため、第3章「よくなった目を維持していく方法」の該当する年齢部分を参考にしてみてください。

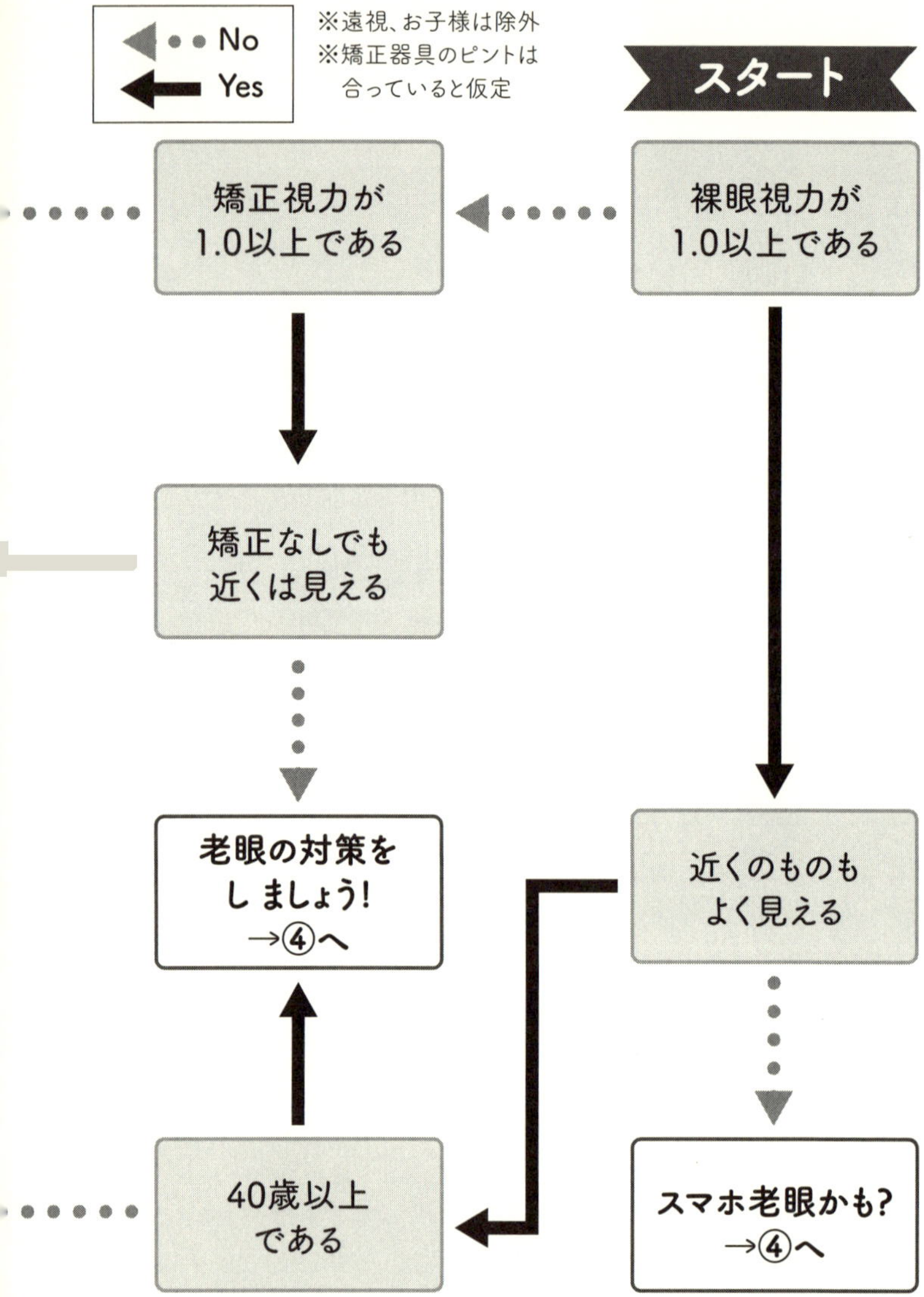
No
Yes
※遠視、お子様は除外
※矯正器具のピントは合っていると仮定
スタート
裸眼視力が1.0以上である
矯正視力が1.0以上である
矯正なしでも近くは見える
老眼の対策をしましょう!
→④へ
40歳以上である
近くのものもよく見える
スマホ老眼かも?
→④へ

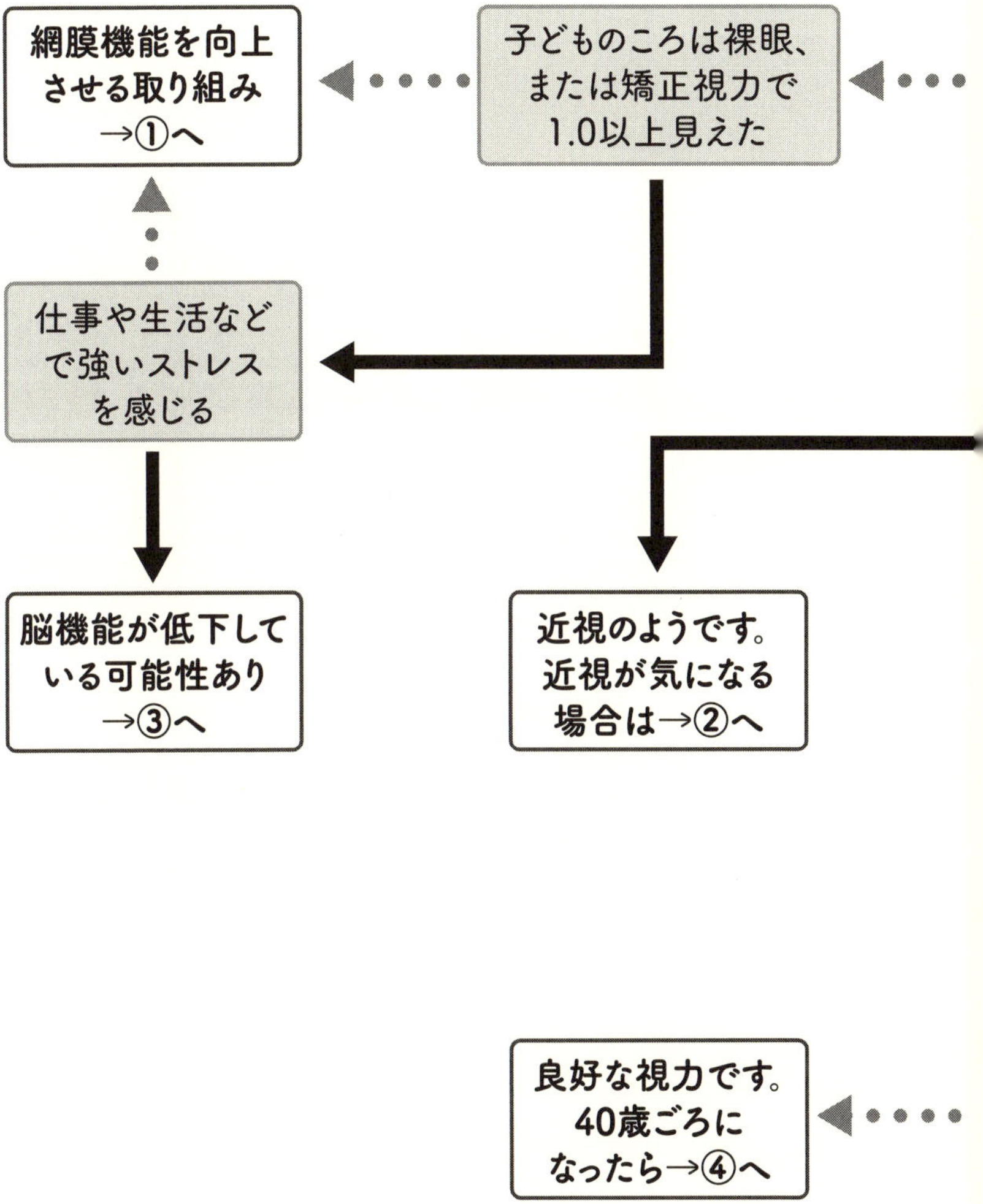
網膜機能を向上させる取り組み→①へ
子どものころは裸眼、または矯正視力で1.0以上見えた
仕事や生活などで強いストレスを感じる
脳機能が低下している可能性あり→③へ
近視のようです。近視が気になる場合は→②へ
良好な視力です。40歳ごろになったら→④へ

いかがでしょうか？

どういったものが見えて、何が見えていないのかなど、単純な視力の数値だけではわからない状態まで把握することで、どんな対応策が一番いいのかが見えてきます。

それによって、効果がなかったり、効果が限定的なものに手を出すことも防ぐことができ、あなたの大切な時間を無駄にせずに済むはずです。

では、それぞれの結果について、ひとつずつ詳しく見ていきましょう。

問診結果①　太陽光不足の近視タイプ

「網膜機能を向上させる取り組み」にたどり着いたあなたは、**「太陽光不足で視力が低下している」**可能性があります。

眼球の奥には、網膜というシート状に広がる膜があります。そこにある「視《し》細胞《さいぼう》」という光を感じる細胞が、視神経を通じて脳に信号を送り、その信号を脳が認識することで、画像が見えています。

網膜の機能は視覚感受性期に発達し、6〜10歳ぐらいまでに決まるとされていますが、それまでに強い光を浴びることで活性化する特徴があります。

つまり、人間の体は太陽光を浴びることが前提で設計されているのです。

人の体は、使わない部分に栄養を補給しません。

このタイプの方は、しばらく屋外に出ることが少なくなったか、幼少期に屋外活動が少なかったため、視覚機能が落ちてしまったということが考えられます。

問診結果② 長らく視力矯正をしているタイプ

近視は日本人では一般的で、その割合は年々増え、文部科学省の学校保健統計から類推すると、人口の7割以上が該当するといわれています。

近くは見えても遠くが見づらいので、眼鏡やコンタクトレンズが必要なタイプです。

近視にもさまざまなタイプがありますが、**眼球の奥行方向が物理的に伸びてしまう「軸性近視《じくせいきんし》」が一番多い症状**です。

小学生のころは視力がよかったけれど、中学生や高校生の成長期に視力矯正をするようになって、その後ずっと矯正している、という人の多くはこのタイプです。

問診結果③ 急に視力が落ちたタイプ

急に視力が落ちるのには、さまざまな原因が考えられます。

視力が悪くなる原因は、多くの場合「光の屈折」「網膜」「視神経」「脳」のいずれかの機能が悪くなることですが、コンタクトレンズや眼鏡の度数を変えてよく見えるようなら、大人になってから眼軸の伸びが進行する**成人進行近視**かもしれません。

生活習慣や食生活の乱れは、目に栄養を届ける血液にも影響し、やがて網膜や視神経の機能に問題が生じます。ですので、食事などの生活習慣や、運動が大切になってきます。

また、このタイプの人は、ストレスで脳機能が低下している可能性もあります。

「脳疲労」という言葉もありますが、デジタル化社会で処理しきれないほどの情報の波にのまれ、**脳が疲労していると、視覚情報の処理もうまくいかず、視力が低下する**ことがオーストラリア健康イノベーション研究所のメタ解析により証明されています。

そのほか、事故などで突発的に頭部に衝撃がかかり、脳の認知能力のバランスが崩れるケースもあります。この場合は、眼球や網膜に異常がないのに見え方に異常があるのが特徴です。

問診結果④ 老眼タイプ

老眼は、近くを見るときにピントが合わなくなる症状です。本やスマホを顔から離したほうが見やすく感じる方は、これにあたります。

老眼の原因は、水晶体と毛様体筋にあります。近くを見るときは眼球内にある毛様体筋という筋肉が水晶体を変形させて光の屈折を変え、近くの物体にピントを合わせています。しかし、年齢とともに水晶体が硬くなり、毛様体筋も弱くなってくると、近くにピントを合わせにくくなるのです。

老眼の進行状況は、近くのものを見るときの「近点」を測定することで把握できます。近点とはピントの合う最短距離で、若いうちは10センチ以内など非常に近距離でも見えますが、年齢を重ねると調整力が減り、ピントが合う距離が遠くなってきます。

近点は40歳で25センチ、45歳で33センチと、40歳を過ぎると近くのものが見えにくいということを感じ始める方が多くなってきます。さらに**年を重ねて近点の距離が40センチを超えると、老眼鏡がないと不便**になります。

なお、タイプを見ると重複して該当するものもあるかもしれませんが、このチャートで出た結果はあくまでも優先的に対策をすべきもの、とお考えください。

視力を改善するもうひとつのポイント

さて、ここまであなたの目の状態を把握するための問診と結果をお伝えしてきました。

ですがもうひとつ、大切な要素があります。

それは**「年齢」**です。

目にいい活動は年齢によっても異なり、なおかつ、よくなった視力をずっと維持していくためにも重要な要素となっています。

年齢の変化とともに体の機能も変わっていくため、全身の状態に合わせて視力対策をすることが大切です。

目は体の一部であり、臓器と同じように定期的なメンテナンスと、年齢に合ったケアをするべきなのです。

そのために、今の状態を改善していくことだけでなく、これからどんな対策が必要になってくるのかを知ることは、ライフスタイルを考えるうえでも重要になってくるでしょう。

このポイントについては、第3章で解説していきます。

「遺伝だから」とあきらめる必要はない！

この後の第2章では、問診結果をふまえて、具体的な視力改善法の解説にうつっていきますが、そのまえに「結局は視力は遺伝だから仕方ない」とあきらめてしまっている方に伝えたいことがあります。

私自身この研究を進めていくなかで、

「親の代から目が悪いので、自分の目も悪いのは仕方ない」

「自分の目が悪いから、自分の子どもも目が悪くなるのではないか？」

とおっしゃる方に数多く出会ってきました。

はじめに答えを言いますと、**遺伝を気にする必要はない**、ということが数々の研究でわかっています。

視力研究の第一人者であるオーストラリア国立大学のモーガン教授らは、シンガポールとシドニーの中華系学生752名を比較し、家族のライフスタイルによる近視の発生についての調査を行いました。すると、親の近視率がほぼ同じであるにもかかわらず、ライフスタイル次第で大きく近視の発症率が異なったと結論づけました。

そのほかにも親と子どもの近視率とライフスタイルの相関関係を調査した論文もあり、近視の親の子どもでも屋外活動が多ければ近視になる確率は低い、というデータが得られています。

同時に、屋外活動が少ない子どもを比較すると、両親が近視の子どものほうがより近視になりやすい、というデータもあります。これは、遺伝の影響があるといえますが、**遺伝より屋外活動時間のほうが影響度が大きい**ということです。

そもそも、遺伝は自分ではどうしようもないことですから、クヨクヨする必要はなく「受け入れて生活する」以外にありません。

人間の体には、必ず何かしら遺伝要素があります。でも、部位によって遺伝の影響の大小は異なります。

影響が大きいのは、たとえば肌の色や髪質、骨格などの、生まれつき変化しにくい部位です。一方で、目や脳などは、非常に可塑性（後天的に訓練で変化すること）に富んでおり、遺伝の影響よりも環境の影響の方がはるかに大きいのです。

ちなみに私の場合も、同じ親から生まれた兄と妹は近視です。さらに、遺伝子検査キットで試してみたところ、眼圧や眼の機能（近視か遠視か）、角膜の曲率、角膜の厚さのデータはいずれも、多くの日本人と同じでした。

つまり、私は目に関して「遺伝的にきわめて普通の日本人」だということです。

まず大切なのは、視力が十分発達する環境に身を置き、その後視力を低下させない習慣を身につける、ということでしょう。

「遺伝だから」とあきらめず、第2章の視力改善法に、チャレンジしてください。

第2章

何歳からでも目がよくなる方法

これまでの方法が効かなかったのは、自分に合っていなかったから

それでは、あなたの目の状態に合った視力改善法について、解説していきましょう。

はじめに、「目がよい自分」を手に入れるために必要なことは、大きく分けて次の2つです。

1　症状に合った改善法

2　年齢に適した維持法

1については、これまでさまざまな視力改善法を試して、効果がなかったことに対するアンサーです。

みなさんおひとりおひとりが抱える目の悩みは、突き詰めて考えるとそれぞれが異なるものです。それにもかかわらず、**あなたの目の症状に合っていない方法を試されていたからこそ、効果を感じられなかった**のでしょう。

2については、視力改善法を試して、その瞬間は視界がクリアになったり、視力が回復したりなど、ある程度の実感を得たものの、その後また元に戻ってしまう状況を防ぐ方法です。

ダイエットと同じです。

始めてすぐは体重の減少を実感できるものの、その後に体重が落ちにくくなるなどしてやめてしまっていませんか？

私がみなさんにお伝えしたいのは、リバウンドするダイエット法のように、持続しない一過性の視力改善法を試して得る一瞬の喜びではなく、理想の視力を手に入れたあともずっと維持していくためには何をすべきかということです。

これまでの方法よりも、すこし面倒かもしれません。

ですが、どんなものでも使い続ければメンテナンスが必要なように、目もまた「よい状態」を維持するための定期的なメンテナンスが必要なのです。

まず本章で「1　症状に合った改善法」について、お伝えしていきます。

あなたに合った改善法を教えます

さて、第1章で受けていただいた問診チャートの結果を、改めてお聞かせください。何度も戻って確認するのも大変だと思いますので、左記のカッコに記入しておいてください。

【　　　　　　】

ここから先は、すべてを読む必要はございません。ご自身の症状や、それに合った改善策のページをまずご覧になってください。

① 太陽光不足の近視タイプ

成人してから網膜機能が低下して視力が落ちるタイプが①です。

第1章で太陽光不足とお伝えしましたが、じつはもうひとつの原因が**血流不良**です。

網膜にはものすごく細かい血管が張り巡らされており、細いがゆえに栄養をそこまで一気に運べないため、つねによい状態を保つことが大切です。

ですが生活習慣などの影響を受けて血流が悪くなると、網膜に栄養がちゃんと届かず、網膜の機能が落ち、視力が低下する現象を引き起こします。

なかでも視覚障害が起きる疾患の代表的なものが、「糖尿病網膜症」。血糖がコントロールされないことで、高血糖が長期間続き、網膜の血管が詰まって出血が起こり、視覚障害を引き起こします。**視力が低下するどころか視野が欠損してしまうこともある、恐ろしい病気**です。

そのほか、眼圧が上がることで目の奥にある網膜や脈絡膜《みゃくらくまく》が圧迫されて血流が滞り、緑内障にもつながります。また軸性近視が進行しても網膜は圧迫されますから、これも同じ症状が起きます。

このタイプの改善法は、太陽光不足の改善と血流改善です。

では、具体的にどのような太陽光不足改善法と血流改善法がよいか、次のページをご覧ください。

視力改善ランニング

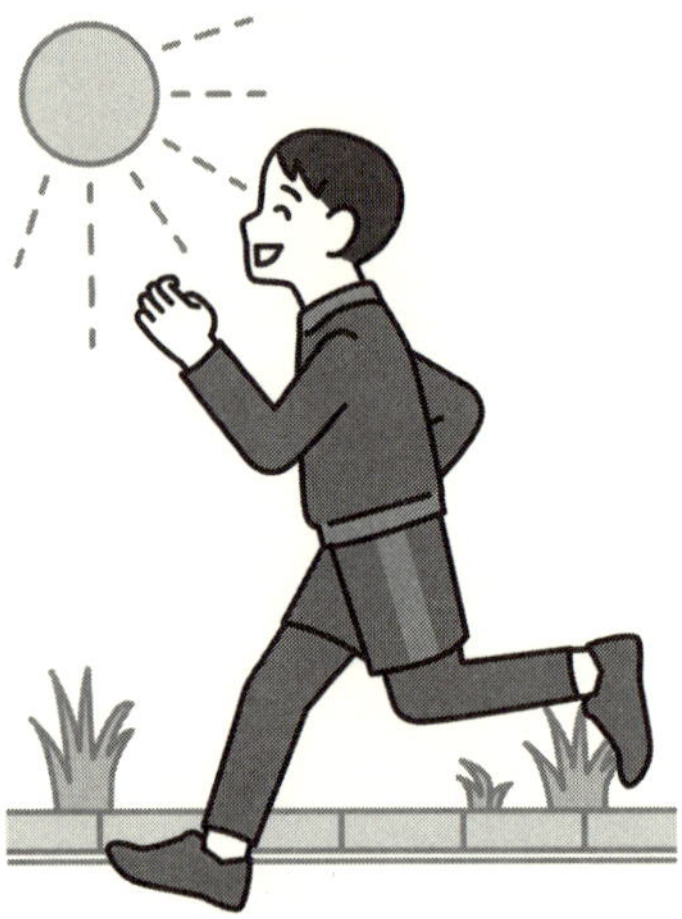

POINT

①1回20分、週3日以上を目安に行う

②太陽光を浴びられる日中に行う
（ただし、帽子やサングラスで紫外線対策を！）

③矯正した状態で、行ってOK
（ただし、外せる方は外す）

目的は視細胞への刺激と血流改善、脳の成長

健康を維持する方法の代表格とでも言うべき「ランニング」ですが、視力改善用にアレンジしたこのランニングで効果を得るポイントは、**走り方ではなく「回数」と時間**です。

2023年に行われたトンブリー大学の研究によると、視力の弱い学生80人が24週にわたりランニングなどの運動を定期的に行ったところ、**視力の向上が見られた**というのです。また、『運動脳』などの著書で知られるアンデシュ・ハンセン氏も、定期的なランニングにより、脳機能を向上させることを推奨しています。

たとえば初心者であれば、1回20分、週3日以上のランニングが効果的です。ルームランナーなどの室内トレーニング器具を使うことも有効ですが、一番いいのは外へ出て、1回20分ほどのランニングを行うことです。

なぜなら、**外でのランニングによって、太陽光を浴びることができ、同時に脳にある視覚野が強化され、視力が改善にむかう作用が働く**からです。

また、ランニングにより網膜や脈絡膜などの血行が促進され、酸素がいきわたることにより、受光や視覚の信号伝達が改善されて、視力アップが期待できるでしょう。

もちろんベストは外でのランニングですが、ジムワークなどの室内トレーニングでも一定の効果が得られることが、私の指導で視力回復した方の例からもわかっています。

【改善事例】

44歳の男性Aさんは、矯正視力0・8。学生のときから眼鏡をかけていて、新卒で入社した通信会社にずっと勤務しています。仕事は忙しく、小さな子どももいて、なかなか自分の時間がないとぼやいていていました。

最近になって私が「全身を鍛えて視力2・0になった」という話をし、触発されたのか、ランニングやジムに通い始め、しばらくたった1年前の健康診断で**矯正視力が0・8だったのが、1・5に改善**しました。「オレに何が起きているのか説明してくれ！」と喜んでいました。

Aさんは就職して以来、不規則な生活と夜間のパソコンワークでストレスが多い日が続いていました。しかし、トレーニングをはじめたことで、筋力増強による血行改善で網膜機能が回復し、また筋トレによる耐ストレス効果もあったと推測されます。

② 長らく視力矯正をしているタイプ

近視は、眼科に行っても眼鏡やコンタクトレンズでの矯正をすすめられるだけで、治し方を教えてはくれません。

そもそも近視は、医学的な定義では疾患とされていません（きわめて強度な病的近視は除きます）。目の中に入る光の屈折が異常な状態であっても、眼鏡などで補正すれば問題が解消されるためです。

実際に目が見えにくいと感じて眼科に行っても、検査をして近視と判断されれば、屈折度数に合わせた眼鏡やコンタクトレンズの処方をされることになります。多くの場合、**近視の治し方は眼科で教えてもらえない**のです。近視の大半は「軸性近視」という、光の焦点が網膜より内側に来るため見えなくなる症状です。もし手術するのであれば、眼球を傷つけてしまうリスクが高く、有効な薬もないのです。

ちなみに、レーシックなどの方法は、角膜の形を変えて光の屈折を変える手段であり、眼軸を正常な長さに治すものではありません。

眼軸は一度伸びてしまうと縮める方法がなく、もとに戻す方法はないとされています。通常、20代以降は眼軸の長さが安定しますが、無理な近業《きんぎょう》（近くを長時間見ること）により、大人でも眼軸が伸びることがあります。

さらに、**強度に進んだ近視は将来の緑内障や網膜剥離などに罹患する確率を上げてしまう**ので、進行させないために**必要なのが「近業抑制」です**。

40センチルール

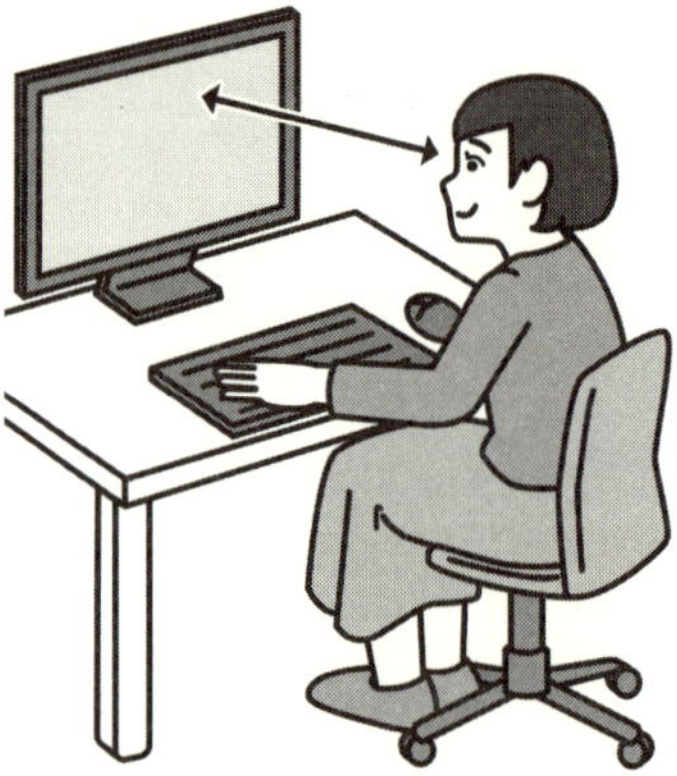

POINT

①40センチ以上離れ、猫背にならない
（首の血管の圧迫防止）

②ディスプレイの高さが目の前に来るように

③ときどき離席して歩こう
（最長でも1時間まで）

目にやさしい距離感が近視の進行を防ぐ

長年、研究者をやっていると、かならず英語の学術論文を読む必要が出てきます。それも大量に読まなければならないので、長期にわたり読み込んでいるうちに視力を落とす仲間を数多くみてきました。

特に近年は難解な学術用語が入った論文を、パソコンで確認することがスタンダードとなり、画面に長時間くぎ付けになっているような状況です。**画面を見続けていると、まばたきの回数が減って、ドライアイの症状が出やすくなる**ことがわかっています。

また、文字をスクロールすることで見る対象が動き、それを追うために目の周りにある眼輪筋《がんりんきん》や毛様体筋も疲れてしまい、いわゆるデジタル眼精疲労も出やすくなってしまいます。

それらを防ぐためには、**画面から最低40センチ**の距離をとってください。新聞紙の一面の横幅くらいとイメージするといいでしょう。これは、厚生労働省の「情報機器作業における労働衛生管理のためのガイドライン」にも示されています。

この40センチという距離を最低ラインとし、近業作業をするようにしてください。

ちなみに、携帯電話のｉＰｈｏｎｅには、眼精疲労や近視リスクの抑制のために、「画面との距離」機能が搭載されています。これは顔を近づけすぎて操作している時間が長くなると、遠ざけるように注意してくれるものです。

そういった機能を積極的に活用することも、デジタル時代においてはとても有効といえるでしょう。

【改善事例】

40代の女性Bさんは、高校生ごろから徐々に黒板が見えにくくなり、裸眼視力は0・05まで落ちてしまいました。この先、自分の目はもうよくならないのだとあきらめていらっしゃいました。

そこで、まずは夜寝る前に目を近づけてパソコンやスマホを見るのをやめるようアドバイスしました。また、寝る前に日記をつけるという習慣があったので、それを近業にならないように書いたらそのまま寝るよう徹底したのです。

さらに、冷えや眼圧上昇などの原因にもなる水分の摂りすぎにも気をつけていただきました。そして、もともとランニングの習慣があったので、そこに10メートルダッシュを組み込むようにし、心肺機能の向上も図りました。

すると**1ヶ月後、裸眼視力が0・05から0・2に改善**。朝、裸眼でベランダから見る景色がきれいになってきたと、とても喜んでいました。

③ 急に視力が落ちたタイプ

社会人になって視力が落ちるのは、多くの場合、仕事が原因です。

仕事で強いストレスを感じたり、考えすぎで頭がパンクしたりすると、目から入った情報を処理しきれず、一時的に視力が落ちます。

ストレスから解放されれば回復にむかうわけですが、現代社会では慢性的にストレスを感じることが多く、脳がずっと全力を発揮できない状態が続いている人も多いことでしょう。

ある眼科の先生は、来院患者の8割が不定愁訴《ふていしゅうそ》だとおっしゃっていました。眼科では基本、目を調べて問題がなければ、なにもできません。しかし、目が見えるかどうかは脳の情報処理能力で決まる面もあるため、脳機能に問題があって見えない場合は、眼科での対処法がないのです。

もちろん体のことですから生活習慣や食事が原因ということもありますが、生活習慣や食事が乱れるのは、ほとんどの場合、仕事のストレスなのです。ストレスを軽減するためにも、可能な限り効率的に業務を行い、可能な限り早く終わらせることが大切です。

そして、もうひとつ大事なのは「どれだけ目を酷使しない時間をつくれるか」ということです。

そこで、私が提案するのが、**「アイマスク瞑想」**です。

アイマスク瞑想

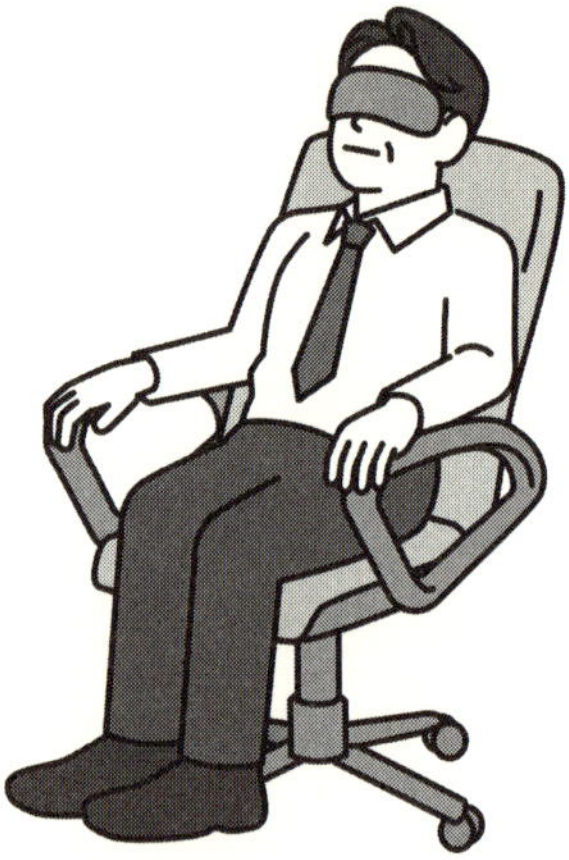

POINT

①1回15分を目安に行う
（ただし、慣れないうちは3分を目標に）

②呼吸に意識を向け、何も考えない

③タイマーやストップウォッチを使用する

15分の「アイマスク瞑想」で、目を急速回復させる

厚生労働省は、1時間のVDT作業（液晶画面を見て行う作業）に対して、15分の目を休める時間を取り入れるよう指導しています。

オフィスワーカーはパソコンなどの作業に集中しすぎると、まばたきの回数が減少して目が乾燥し、ドライアイの原因になることがわかっています。

また、近くを見続けているため、毛様体筋が常に緊張を強いられます。すると眼精疲労がたまり、ピントが合わせにくくなり、視力の低下が進行するケースが多々あります。

アイマスクをつけて瞑想をすることにより、視覚からの情報をシャットア

ウトでき、目だけでなく脳へのインプット量も減らせて、目と脳の両方を休ませることができます。

ただでさえ膨大な「やることリスト」を抱えて生きている私たちにとって、何を優先すべきかなどを考える時間もなく、日々過ごしている人がとても多いかと思います。

また、何もせずお昼休憩にぼーっとするのも、意外とスキルが必要だったりします。

強制的にアイマスクをつけて15分間、瞑想をすることは、抱えるストレスを軽くするための心の整理ができ、視覚情報をシャットアウトするので脳疲労も軽減でき、安全に日光を浴びることもできて、目を休ませることもできる、一石四鳥の方法なのです。

【改善事例】

30代の男性Cさんは、中学生から視力が低下し始め、裸眼視力は0・05でした。会社では朝から晩まで忙しく、休日もパソコンを使用することが多い生活で、睡眠時間は約5時間でした。

その状態から何かを「足す」のは難しいので、「引く」ように、休息時間を確保することをご提案しました。具体的には、昼食をおさえ、昼休憩の1時間で瞑想し仮眠もできるように工夫しました。さらに、朝食に生野菜を加えてもらい、目にいい栄養素を補給し、お腹がすきにくくすることもおすすめしました。

すると、**矯正視力が1・0から1・2まで回復**。午後の作業もはかどるようになり、結果として睡眠時間も1時間増えた、と喜んでおられました。

時間の余裕が生まれたことでストレスが解消され、血糖値も安定して脳機能が向上したことにより、視力が回復したと考えられます。

④ 老眼タイプ

科学的には、一生矯正なしで過ごすのはなかなか難しいようです。人間の目は、70年以上生きることを想定した構造になっていないからです。

一説には、人間が現在の姿になった400万年前は、平均寿命が現代ほど長くはありませんでした。そのため、老眼を感じる前にほとんどの人が亡くなっており、老眼に備える機能を保持する進化をする必要がなかった、と考えられます。

老眼が避けられないのは、水晶体が硬くなるのを避けられないためです。水晶体はクリスタリンというタンパク質とコラーゲン、そしてビタミンCなどによって構成され、年齢とともに大きくなります。20歳時点で水晶体は直径7ミリですが、90歳になると直径9ミリにもなります。

ほぼすべての人が加齢とともに水晶体が硬くなり、肥大化します。

また、**水晶体には血管が通っていません**。そのため代謝が盛んでないという特徴があります。日光でのダメージに対し修復がされにくく、次第に水分が抜けてしまうのです。

これらの特性をふまえて、つぎの2つを同時に行う方法を考案しました。

◎水晶体を硬くしてしまう紫外線への対策

◎水晶体を動かす毛様体筋の調整力を維持するトレーニング

それが、サングラスをかけて行うスクワットです。

サングラスクワット

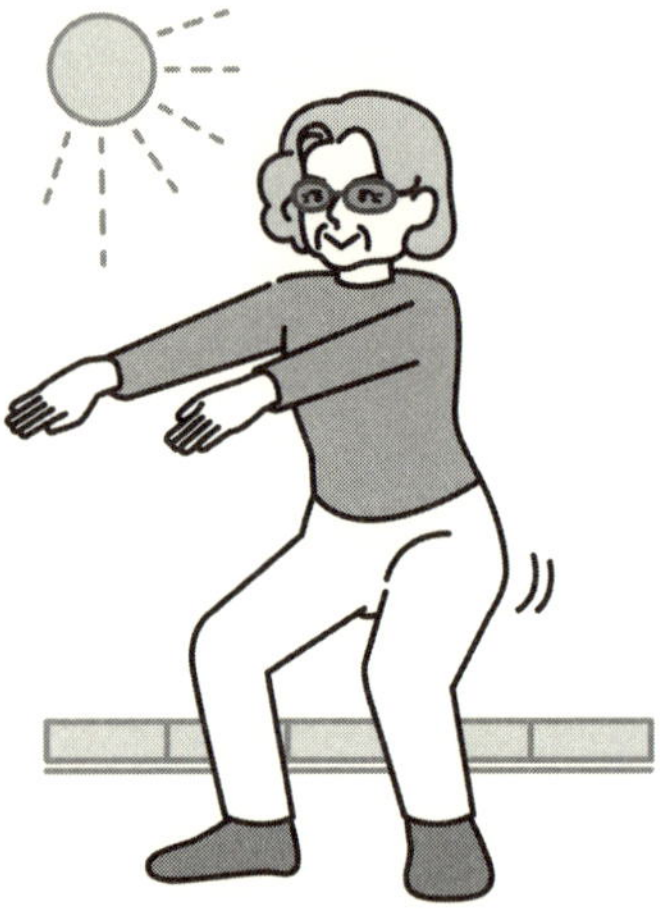

POINT

①やり始めは、1セット30秒を目安に習慣化を目指す
（筋力がついてきたら時間を延ばしていってもOK）

②色はうすめのサングラスを着用

③やり始めは浅く、筋力がついたら深く行う

ダブルの効果を得られる「サングラスクワット」

加齢とともに硬くなった水晶体は、若い水晶体よりもさらに紫外線を吸収してしまい、吸収されたエネルギーは、水晶体のタンパク質を変性させるため、水晶体をさらに硬くします。それによって調整力が低下します。

屋外活動自体は気分もよくなり運動もでき、ビタミンDも生成され、いいことづくめですが、**長時間の活動では紫外線への注意が必要**です。

そのためにサングラスをかけるようにしましょう。

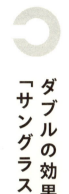

そして、行うトレーニングはスクワットがベストです。

水晶体を動かす毛様体筋は、不随意筋《ふずいいきん》といって、自分の意思では動かすことができず、直接鍛えるのが難しい筋肉でもあります。

そのため、全身の筋肉のうち、もっとも大きい大腿筋にアプローチできる、スクワットにたどりつきました。

運動により鍛えていない部分の筋力も増強されるメカニズムが、2006年のニューサウスウェールズ大学の研究で明らかになりました。このことから、大腿筋を鍛えることで、効果的にほかの筋肉の比重も増やすことができ、結果として鍛えることの難しい毛様体筋を支えられ、その調整力も維持できるのです。

また、筋肉は実際には動かさなくても、イメージすることで筋肉量が上がることが、2020年のマクワイヤ大学の研究でわかっています。自分の筋肉は衰えていないぞ！　という気概を持つことも大切です。

郵便はがき

105-0003

切手を
お貼りください

（受取人）
東京都港区西新橋2-23-1
3東洋海事ビル
（株）アスコム

最新の視力研究で導き出した
何歳からでも目がよくなる方法

読者　係

本書をお買いあげ頂き、誠にありがとうございました。お手数ですが、今後の出版の参考のため各項目にご記入のうえ、弊社までご返送ください。

お名前	男・女	才
ご住所　〒		
Tel	E-mail	
この本の満足度は何％ですか？		％
今後、著者や新刊に関する情報、新企画へのアンケート、セミナーのご案内などを郵送またはeメールにて送付させていただいてもよろしいでしょうか？ □はい　□いいえ		

返送いただいた方の中から**抽選で3名**の方に
図書カード3000円分をプレゼントさせていただきます。

当選の発表はプレゼント商品の発送をもって代えさせていただきます。
※ご記入いただいた個人情報はプレゼントの発送以外に利用することはありません。
※本書へのご意見・ご感想およびその要旨に関しては、本書の広告などに文面を掲載させていただく場合がございます。

●本書へのご意見・ご感想をお聞かせください。

ご協力ありがとうございました。

【改善事例】

50代男性のDさんは、裸眼視力は0・9でした。しかし、年齢のせいか最近は老眼鏡をかけないと文字を読むのが不便で、老眼を表す近点も80センチになっていました。

そこでまず、糖質の多い野菜ジュースではなく、実際の野菜から食物繊維を摂っていただきました。また、趣味のダンスに加えてスクワットなどの筋トレも行い、短波長の光をカットするタイプの眼鏡に変更して日中に外出するようにしました。さらに、夜間のパソコン作業では画面にフィルターを付け、映画などを見て涙を流す「涙活《るいかつ》」も積極的に行っていただきました。

すると2ヶ月後、**視力が0・9から1・2まで回復**。車の運転や散歩のときなど、遠くが見やすくなったと喜んでいます。さらには、老眼も改善し、近点も80センチから60センチまで縮まりました。

第 3 章

よくなった目を維持していく方法

視力を維持する方法は年代によって変わる

第2章で、自分の目の状態に合った視力改善法をお伝えしてきました。

ここからの第3章は、よくなった視力を維持していくために必要なことを、左図のとおりいくつかの年代に分けて、お伝えしていきます。

急に年代の話が登場しましたが、目も臓器の一部と捉《とら》えている私としては、年齢の変化とともに体の機能も変わっていくため、全身の状態に合わせて対策をすることが大切だと考えています。

<table>
<tr><th>年齢</th><th>生活</th><th>近業対策</th><th>運動</th><th>食事</th><th>脳/仕事/勉強</th></tr>
<tr><td>0-6</td><td>・日光をたっぷり浴びる</td><td>・スマホ禁止
・ゲーム禁止</td><td>・自由に体を動かす</td><td>・食べられるものを与える</td><td>・たくさん遊ぶ</td></tr>
<tr><td>6-12</td><td rowspan="2">・日光をたっぷり浴びる</td><td>・ゲームは大画面
・寝ながら本を読まない
・20-20-20ルール（※）</td><td>・スポーツの習い事</td><td rowspan="3">・バランスの良いもの</td><td rowspan="3">・勉強と運動の両立</td></tr>
<tr><td>12-18</td><td>・寝ながら本を読まない
・20-20-20ルール（※）</td><td>・部活動など</td></tr>
<tr><td>18-25</td><td rowspan="5">・日光をたっぷり浴びる
・紫外線対策</td><td rowspan="2">・VDT順守
・成人進行近視対策</td><td rowspan="2">・高強度のスポーツ</td></tr>
<tr><td>25-35</td><td>・栄養に関する勉強</td><td rowspan="3">・ストレス対策
・新しいことを学ぶ</td></tr>
<tr><td>35-45</td><td>・寝ながら本を読まない
・VDT順守</td><td rowspan="2">・中強度のスポーツ
・集団スポーツ</td><td>・生活習慣病対策</td></tr>
<tr><td>45-60</td><td>・老眼鏡をかけ始める
・VDT順守</td><td>・生活習慣病対策
・カロリーを増やす</td></tr>
<tr><td>60-70</td><td>・老眼鏡をかける
・VDT順守</td><td rowspan="2">・集団スポーツ（個人でもよい）</td><td rowspan="2">・カロリーを増やす</td><td rowspan="2">・仕事継続/地域貢献
・認知症対策</td></tr>
<tr><td>70-</td><td>・紫外線対策
・サングラス</td><td>・老眼鏡をかける</td></tr>
</table>

（※）＝183ページを参照

「目の成長期」0〜18歳

室内光の100倍の強さを誇る太陽光を利用する

それでは具体的に、改善した視力を維持する方法を解説していきます。

網膜の機能は視覚受性期に発達し、6〜10歳くらいまでに決まるとされています。まず、**0歳から6歳は、積極的に外へ出て、日光を浴びる生活を意**

識してください。

網膜がしっかりと光に対して反応するように、生後数週間後から屋外に連れ出して遊ぶようにすると、近視の抑制や健全な脳の成長にいいとされています。さっそく、かわいい赤ちゃんを見せびらかしに出かけましょう。

反対に、もし光の少ない環境で育てた場合はどうなるでしょうか。暗いところで育つと、網膜の光に対する応答能力を発達させることができません。弱視となる可能性が高く、ずっと視力不良のままになるおそれもあります。このことは、暗い洞窟の中で生活する生物は、視力がほとんどなくなることからも類推できるでしょう。

いっぽうで、「室内でも十分明るくすれば問題ないのでは？」と疑問が浮かぶかもしれません。

ですが、**室内光は約1千ルクス。それに対して太陽光は10万ルクスと、なんと約100倍も光の強さが違う**のです。

だからといって、太陽の光を直視させるようなことはやめましょう。網膜の光を感じる細胞が強く反応してしまい、目が一時的に見えなくなるなど、機能障害が起きて危険です。散歩に出かけた際に、自然に日の光を浴びるイメージがいいでしょう。

3〜6歳にかけては、保育園や幼稚園に通う子どもが増えてくるでしょう。平日は園で外に連れ出してくれますので、**休日の屋外活動の確保が大切**になってきます。

オハイオ州立大学のジョーンズ教授らによると、近視の抑制のために**1日2時間の屋外活動が効果的**とのことですが、40分でも効果があるという説もありますので、目安にして少しでも外に出るようにしてください。

【対策】
●散歩がてら太陽光をたくさん浴びよう
●1日最低2時間、外へ出よう

目の力を最大限に引き上げられる「視力のゴールデンエイジ」

網膜の解像度（細かいものを見分ける能力）は、だいたい6歳から10歳くらいの間で決まるとされています。

ただ、この年代は、本が読めるようになったり、TVやゲームの時間が増える年代でもあります。目と物との距離が近い「近業」が増えると、目に負担がかかって近視が進むことがわかっています。

対策のコツは、本であれば**距離を40センチ以上とり、ゲームはTVなどに映して大画面で見る**こと。画面が大きくなれば全体を見るために、自然と距離をとるはずです。

また、子どもが外へ出る習慣作りを、親が手助けしてあげることも大切です。

スタンフォード大学の心理学者・バンデューラ教授の理論から、子どもは親の行動を模倣する傾向にあることがわかっています。

子どもが外へ自然に出るようになるために、まずは親が積極的に外へ出ていくようにしましょう。


【対策】

- ●40センチ以上、物との距離をとろう
- ●太陽光をたっぷり浴びよう

「眼軸の伸び」に気をつけたい

第二次性徴期

身長が大きく伸びる12歳から18歳は、「軸性近視」対策が一番大切になってきます。これは、成長期で身長が伸び、頭部も大きくなることで、眼軸が伸びすぎて近視になってしまう現象です。

身長の伸びが止まっても、安心はできません。眼球周りの膠原繊維《こうげんせんい》は柔らかく、集中した勉強などで**長時間の「近業」が続けば、軸性近視が進行しやすくなる**からです。

部活などの定期的な運動で日の光をなるべく浴びるのは基本として、勉強時の工夫もおすすめです。たとえば、聴覚や発話、手の動きなど、「近業」を避けた形での勉強法やアクティブラーニングを取り入れてみてください。

メンタリストＤａｉＧｏさんも著書で提唱するように、**英語などは実際に発声することで脳への定着が進む**ことが知られています。座学一辺倒より断然おすすめです。

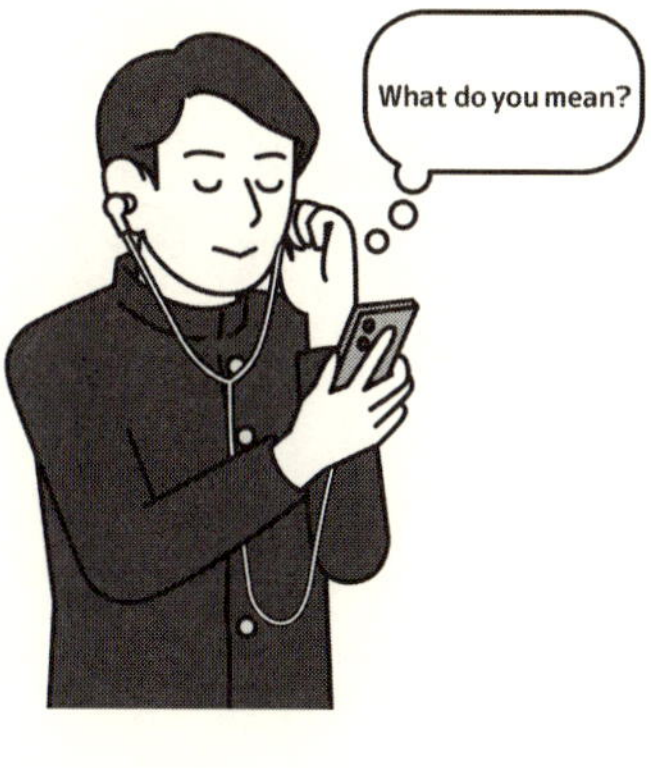

【対策】
- ●「近業」になり続けない勉強法を確立しよう
- ●部活などを通して積極的に外に出よう

「目の成熟期」を迎える18〜35歳

たくさん泣いて目にかかるストレスを押し流そう

18歳から25歳くらいまでは、体は大人と変わらないものの、脳内の扁桃核《へんとうかく》（不安や心配事に対して警報を鳴らす役割）が未発達であることがわかっています。精神科医で脳科学者であるアンデシュ・ハンセン氏によると、**若者の精神的な未熟さは社会経験ではなく、脳内が発達しきってないため**であるそうです。

そのため、体は大人でも、まだまだメンタルタフネスが十分に形成されていない時期でもあり、ストレスへの対策が大切になってきます。

有効な対策のひとつは、**「朝散歩」**です。

忙しい人にとって、視力を維持し自由な時間をつくるために、早起きは非常に効果的です。ちょうど、人間の体内時計は25歳くらいから朝方生活に切り替えやすいというデータもあります。

朝から活動できるようになると、日光に触れる時間が増え、セロトニンの生成が促されてストレス対策にもなり、視力の維持にプラスに働きます。

反対に、夜に人工光にさらされる時間が多いと、メラトニンという睡眠ホルモンの分泌も妨げられ、視力にも悪影響を与える可能性があります。

そして、運動にも注意が必要です。25歳を超えたあたりから、運動習慣のない人は、体の代謝が低下しはじめるのです。
そのため、有酸素運動や筋力トレーニングなど、高強度の運動も生活に取り入れてみましょう。「朝散歩」と併せて運動習慣をつくるのがおすすめです。

もうひとつすすめたいのが「涙をたくさん流す」ことです。**涙には、角膜への栄養補給や、傷の補修、感染予防の成分が含まれています。**

2019年のアリゾナ州立大学の研究では、涙にはストレス物質コルチゾールが含まれており、ストレス緩和に関して潜在的な効果があることが示唆されました。

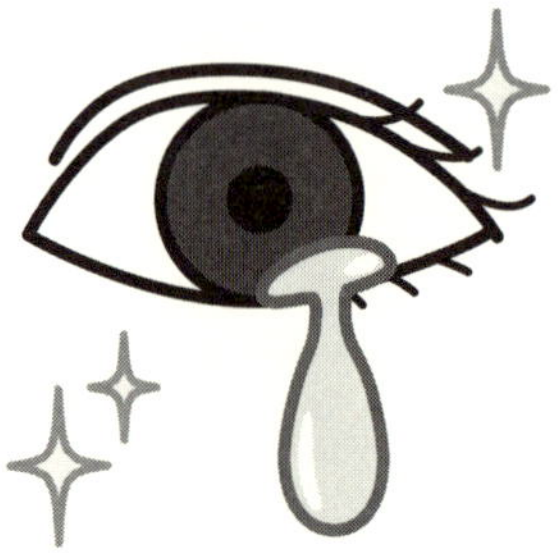

涙がストレス物質や疲労物質を完全に「除去する」とは言い切れませんが、

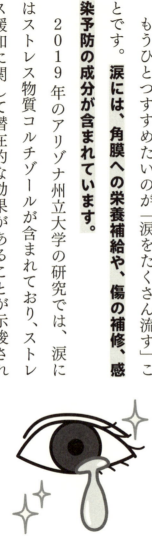

感情的な涙を流すことで、一時的にストレスが軽減されることが２０１９年のティルブルフ大学の研究でわかってきました。

ドライアイで涙が出づらい方でも、リラクゼーションや瞑想などで副交感神経が活性化すると、涙腺が刺激され、涙の分泌が促進されます。

感動で流れる涙でも、悲しくて流れる涙でも、どちらでも効果があるので、好きな映画などで感情的な涙を流して、ストレスを軽減していきましょう。つらいときもがまんする必要はないのです。

【対策】
- ●「朝散歩」で早起きと運動を習慣化しよう
- ●心を揺さぶるものに触れて涙を流そう

失明リスク対策を始めたい35〜45歳

35歳を過ぎたら食事術で「糖尿病対策」

35歳を過ぎたころから、対策をはじめたいのが「糖尿病予防」です。

厚生労働省の調査では、予備軍も含めて300万人以上が、糖尿病由来の糖尿病網膜症に罹患していると推計されています。

糖尿病網膜症は、進行すると最悪の場合は失明に至ることがあります。そして**糖尿病患者の約10人に1人は視力障害が出てしまう**ようです。糖尿病網膜症は、大人になってからの生活習慣が原因で発症するといわれています。

そこでまず、タンパク源やビタミンをしっかり摂りつつ、食事後に血糖値が急上昇する「血糖値スパイク」を抑える食事術を実践してください。

たとえば私は普段このような食事で済ませています。

◎朝　カット野菜、砂糖なしコーヒー、バターとチーズを塗ったパン
◎昼　カット野菜、サラダチキン、おにぎり（摂らないことも）
◎間食　素焼きミックスナッツ、ハイカカオチョコレート
◎夜　好きなものを食べつつ、食べる順番を意識する

大量の糖を一度に摂取すると、急激に血糖値が上がり、そのあと急降下するため、どうしようもなく体が糖分を欲しがります。それを避けるために、「ベジファースト」と呼ばれる、野菜から食べる方法も取り入れましょう。

また、**緑内障は40歳を過ぎると発症リスクが高くなります。**

緑内障は視神経にダメージを与える病気で、視野が狭くなったり、最悪の場合、失明に至ることもあります。日本におけるもっとも多い失明原因でもあります。症状が進行するまで自覚しにくいため、定期的な眼科検診を心がけましょう。

2024年には、『ネイチャー・エイジング』誌で、**44歳と60歳で急激に老化が進む**、という論文が発表されました。

原因としてはカフェインやアルコール代謝の能力が低下し、脂肪の蓄積が増えることもわかったので、食習慣にはとくに気をつけてください。

【対策】

●「ベジファースト」を意識しよう
●カフェインやアルコールを摂りすぎない工夫をしよう

「老眼」との闘いが始まる45〜60歳

脚力強化で全身をアンチエイジング

この年代になると、いよいよ老眼が始まります。近くが見えにくいという自覚症状が現れるでしょう。これまでの生活習慣やアンチエイジングの成果で、人により老化にばらつきが出始めるかもしれません。

視力が低下して物が見えなくなると、認知症の発症原因になりうるという報告もあります。

2019年にはボルドー大学による7736人の認知症ではない65歳以上の方の追跡調査で、視力低下が抑うつ症状を招き、認知症の発症も有意に多くなることが報告されました。

見えにくい状態をそのままにせず、**老眼鏡も嫌がらず積極的にかけていく**ようにしましょう。

もうひとつ、大切なのが**「脚力」**です。全身の筋肉のうち、もっとも太いのは大腿筋です。

スクワットはもちろんのこと、たくさん歩くことや、階段を上る習慣、可能であればランニング習慣を身に付けることで、全身のアンチエイジングに

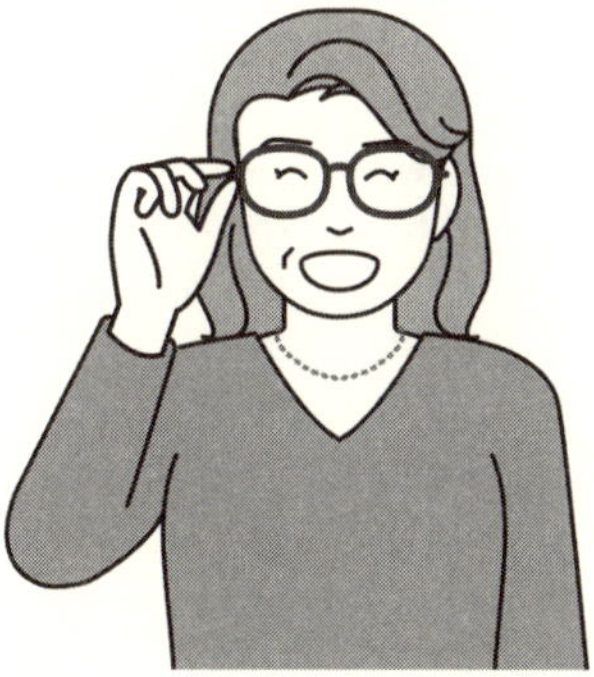

つながります。

2016年にバーミンガム大学の研究チームが発表した論文では、老化により骨格筋の成長障害が起こり、それが筋肉量と筋力の低下を引き起こし、高齢者の死亡率に直接関係していることが明らかにされました。そのため、運動をしたり食事でタンパク質を摂取したりすると、筋肉タンパク質の合成が高まり、筋肉量が維持されて、いつまでも健康的に過ごすことができるのです。

ちなみに、50代で注意が必要な目の病気に裂孔原性網膜剥離《れっこうげんせいもうまくはくり》と飛蚊症があります。

飛蚊症とは、視界に小さな点や線が浮遊して見える現象で、網膜の前に浮かぶ物質が影を作ることから起こります。

この飛蚊症を経験している場合、網膜に穴があく裂孔原性網膜剥離にも気をつける必要があります。進行すると網膜剥離が起こり、視力が失われるリスクが高くなりますので、早期発見が重要です。

また、加齢とともに、老眼の原因のひとつである水晶体が硬くなる現象は避けられませんが、**ビタミンCの摂取によって、硬くなるのを少し遅らせる**ことができます。

水晶体にはもともとビタミンCが大量に含まれています。それが加齢により、若いときの量の半分になってしまうので、補充するべきなのですが、じつは**ビタミンCは尿で流されやすく、こまめにとる必要があります**。

だから、ピーマンやブロッコリー、柑橘類など、ビタミンCを豊富に含む食材を使った食事などで、定期的に補ってあげることが大切なのです。

【対策】

●スクワットなどを始めて脚力を鍛えよう
●ビタミンCが含まれる食事をこまめに摂ろう

放置すれば悪くなるだけの60歳以降

60歳を過ぎたら「タンパク質多め」を合言葉に

対策をしていないと老眼が進行し、ピントが合う最短距離が1メートルと、腕を伸ばしても本が読めないことも出てくるこの年代。**水晶体や毛様体筋が硬くなり、ピント調節機能が働かなくなることが原因**です。

加齢により、タンパク質の吸収や利用効率が下がるため、**食事ではタンパ**

ク質を増やすことを心がけましょう。**目安は摂取カロリーの20%を摂る**ようにしてください。

光や色を感知する視細胞のある網膜も、視力の維持に重要な組織です。網膜は血管が張り巡らされていることで加齢の影響を受けやすいため、血管と血液を若く保つ必要があります。

過剰な糖質を避け、タンパク質やミネラルなどを摂って、全身を若く保つことが大切です。

具体的には、白米ではなく玄米やキヌアなどの全粒穀物を摂ること。魚、鶏肉、豆類、ナッツ、卵などのタンパク質やミネラルを積極的に摂ること。そのほか、アボカド、オリーブオイルなど、良質な油を摂ることも大切です。

網膜静脈閉塞症は、60歳以上の方が発症しやすい病気です。視野がかすんだり、歪んだり、視力が低下したりする症状が現れますが、加齢に伴う血管の硬化や、血圧、糖尿病などが原因となるため、食習慣で対策していきましょう。

また、強度の近視の方は、白内障にも気をつける必要があります。第4章で白内障を予防する食事についてご紹介しますので、参考にしてみてください。

水晶体や毛様体筋は、「温度」の影響も受けます。血流がよくなって体温が上がれば、細胞が柔らかい状態で1日を過ごすことができます。

ただし、**過度の温度上昇は目へのダメージになる**ので、ホットアイマスクを長時間着け続けるのは避けましょう。

実際に私も、冬にランニングをしたあとに近くのものを見ようとすると、ピントが合いづらく感じます。冬は屋外の気温が低いため眼球が冷え、水晶体や毛様体筋が硬くなっているからかもしれません。

高齢になるほどかなり早朝に散歩される方がいますが、寒い日は注意が必要です。**体温が1℃下がれば免疫力も30％下がる**とされており、時期によって朝散歩の時間をずらすなどの工夫をするといいでしょう。

【対策】

●玄米や豆類などからタンパク質を積極的にとろう

●外の気温を確かめてから外出するようにしよう

第 4 章

目がよくなる食事

積極的に摂りたい「目にいい食べ物」とは？

さて、ここからは目に影響する食べ物について解説していきます。成分と役割から、ひも解いていきましょう。

網膜を守ってくれる**ルテインやゼアキサンチン**は、カロテノイドと呼ばれる植物由来の色素成分です。ほうれん草やブロッコリーなどに含まれています。

この成分は体内で合成することができないため、食事やサプリメントから摂取する必要があります。

特に、成人になると紫外線の影響や、酸化ストレスが影響して、網膜を守る力が減少するため、ほうっておくと加齢黄斑変性などの眼疾患のリスクを増加させるおそれがあると言われています。

ルチンやケルセチンといった抗酸化作用のある成分は、フラボノイドと呼ばれる植物由来の化合物の一種で、ビタミンCの吸収促進や老眼予防などの効果が期待できます。ルチンはそばやほうれん草、ケルセチンはブドウなどに含まれているので、積極的にとっていきましょう。

このように、ひと口に目にいい食べ物といっても、目に及ぼす要因はそれぞれ異なります。次ページの「目にいい成分と食べ物一覧」を参考にしつつ、特におすすめの食べ物をピックアップしていきます。

食べ物
ビルベリー、ブルーベリー、ナス、ブドウの皮、紫いも
赤ワイン、ブドウの皮、ピーナッツの薄皮
パセリ、ケール、ほうれん草、ブロッコリー、いんげん、にんじん
クコの実、パプリカ（生）、ほうれん草（生）、緑黄色野菜のサラダ全般
亜麻仁油、エゴマ油、クルミ、サンマ、サバ、アジ
桜えび、オキアミ、鮭、いくら、キンメダイ、毛ガニ、甘エビ、すじこ
鶏レバー、豚レバー、うなぎ、にんじん、卵黄、ほうれん草、小松菜
ピーマン、ブロッコリー、柑橘類、いちご、ほうれん草
アーモンド、ナッツ類、アボカド、鮭、イワシ、かぼちゃ
タコ、イカ、牡蠣、あさり、ホタテ、サザエ、血合い肉
そば、そば湯、ほうれん草、アスパラガス、ケール、柑橘類、さくらんぼ
りんご、みかん、ブドウ、キャベツ、ニンニク、ほうれん草、たまねぎの外皮
玄米、胚芽米、豚肉
卵、納豆、レバー
マグロ、サンマ、カツオ、レバー、バナナ
レバー、魚介類、牛乳
緑茶
わかめ、昆布、納豆、豆腐、きのこ類、野菜全般
豆腐、納豆
ゴマ

目にいい食べ物一覧

目にいい成分	効　果
アントシアニン	抗酸化作用、ロドプシンの再合成促進、目の毛細血管の血流をよくする、眼精疲労解消
レスベラトロール	アンチエイジング
ルテイン	網膜を光から保護する、加齢黄斑変性・白内障・緑内障の予防
ゼアキサンチン	
オメガ3脂肪酸（DHA、EPA）	抗酸化作用、網膜の錐体細胞、桿体細胞を守る
アスタキサンチン	抗酸化作用、アンチエイジング、毛様体筋疲労防止、糖尿病防止、白内障予防、ピント調節機能のスムーズ化
ビタミンA	網膜のロドプシンにある（光を認識）、夜盲症を防ぐ、粘膜や皮膚を正常に保つ
ビタミンC	水晶体の透明感を保つ（白内障予防）、粘膜を強くする
ビタミンE	毛細血管の血流を良くする、疲れ目解消
タウリン	生活習慣病予防（肝臓の解毒作用強化、血圧安定、悪玉コレステロール排出など）、加齢黄斑変性の予防
ルチン	網膜の毛細血管の壁を強くする、抗酸化作用、ビタミンC吸収促進
ケルセチン（ビタミンP）	抗酸化作用、紫外線から目を守る、老眼予防
ビタミンB_1	視神経の活性化、目の周辺の筋肉の疲れをやわらげる
ビタミンB_2	皮膚や粘膜の材料、充血解消、見えやすさ維持
ビタミンB_6	タンパク質や脂質の代謝促進、毛細血管の調整力維持
ビタミンB_{12}	造血を助ける、血流促進、視神経の情報伝達をスムーズに
カテキン	抗酸化作用（目はいつも光にさらされているため、活性酸素を無害化する必要がある）
食物繊維、ミネラル	
イソフラボン	
ゴマリグナン	

ブドウパワーで網膜を徹底的にガードする

目にいい果物として、まずピックアップしたいのが、ブドウです。

ブドウは近年、目の健康維持に効果的であるという論文が、数多く発表されています。

たとえば、**ブドウを定期的に摂取すると、「黄斑色素光学密度」という目の健康に重要な色素の密度が大幅に増加する**ことが、2023年のシンガポール国立大学の論文で発表されています。34名の被験者が16週にわたりグレープパウダーとプラセボ薬（偽物の薬）を摂取したところ、グレープパウダーに明らかな効果があったのです。

また、ブドウに含まれるポリフェノールは、眼圧の維持やグルコース代謝、炎症のもとになるサイトカインの抑制に効果的で、目の健康に役立っているという報告もあります。

さらには、**白内障を予防し、水晶体の損傷を軽減させる**効果もあることがわかっています。酸化ストレスによる損傷から網膜を保護し、網膜の健康を維持する効果もあります。

じつは、私の実家はブドウ農家なのですが、子どものころは、おやつと言えばいつもブドウ。ずっと食べていました。

いまでも実家に帰省した際は大量に持ち帰りますし、ワインやジャムなどの加工品も送ってもらい、年中摂取しています。そのおかげで、いまでも視力2・0を維持できているのだと考えます。

じつは実力派食材「ほうれん草」

ブドウと併せて摂取してほしい食材として、ほうれん草があげられます。
ほうれん草には前述した「ルテイン」という、黄斑の細胞を保護する栄養素が、たっぷり含まれています。

ほかにも、
◎光の刺激から目を保護してくれる「ゼアキサンチン」
◎暗闇での極端な視力低下をふせぐ「ビタミンA」
◎網膜の毛細血管の壁を強くしてくれる「ルチン」
など、目にいい栄養素が含まれています。

また、**冬のほうれん草には、夏のほうれん草の3倍ものビタミンCが含まれている**ことが知られています。

厚生労働省が4万人を対象に行った食生活のアンケートでは、ビタミンCをたくさん摂っている人は白内障になりにくい傾向にある、という報告もあります。

さらに、正常眼圧緑内障（眼圧が高くないのに、視野欠損など緑内障の症状が出る状態）の方の血中濃度には、ビタミンCの濃度が正常な人に比べて低い傾向が確認されているので、ほうれん草もブドウと同じく積極的に摂取してください。

濃淡をハッキリさせてくれる「ダークチョコレート」

じつは近年の研究で、チョコレートが視覚機能にいい影響を及ぼすことがわかってきました。

特に、ポリフェノールの一種であるフラボノイド含有量が多く、カカオマスが40〜60%の「ダークチョコレート」は、短期的に視力を向上させる効果があります。

2018年には、テキサス州インカーネート・ワード大学の調査で、ダークチョコレートの摂取後2時間程度で、**文字のコントラスト感度が向上して**

視力が上がる、という結果が得られました。

視力改善目的でチョコレートを購入する場合は、カカオポリフェノールを打ち出している商品を選ぶといいでしょう。

また、ダークチョコレートには、抗酸化作用があることで知られるフラボノイドが豊富に含まれています。

これらの化合物は血流を改善し、酸化ストレスを軽減し、視覚能力の向上につながる可能性があります。

同様にココアも網膜を酸化損傷から保護する効果があるとされているので、チョコレートが苦手な方はココアを試してください。

目にダメージを与える食べ物とは

ここまでは、摂取することで目の健康にプラスの作用をもたらしてくれる食べ物を紹介してきました。

最後となる本項では、食べすぎや偏った食べ方をすると、目に悪い影響を及ぼす可能性のある食べ物を6つのカテゴリーに分けて解説いたします。

1 高糖質食品

例：甘いお菓子、加糖飲料、加工食品。

影響：高糖質食品は血糖値を急激に上昇させ、糖尿病のリスクを高めることが、2017年にドイツ人間栄養研究所のメタ解析により明らかになり、特に砂糖飲料はリスクが高いという結果になりました。

糖尿病は血管にダメージを与えるため、糖尿病網膜症を引き起こし、視力低下や失明につながる可能性があるので、気をつけてください。

2 過剰な塩分

例：カップ麺、スナック菓子、加工食品。

影響：塩分の過剰摂取は血圧を上昇させ、高血圧性網膜症や緑内障のリスクを高める可能性があります。過剰に塩をとると、体の塩分を薄めるために水分が必要になります。過剰な塩分と水分は眼圧を上げ、緑内障の危険性を増大させます。
また、眼球が膨らむということは軸性近視が進行する可能性があるのではないかと私は考えています。

3　工業用トランス脂肪酸を含む食品

例：揚げ物、マーガリン、ショートニング、加工スナック。

影響：工業用トランス脂肪酸は心血管疾患や慢性炎症、酸化ストレスなど全身的な健康問題を通じて、目の健康を損なうリスクがあると考えられます。

厚生労働省の発表によると、摂取する場合は1日あたり約2グラム以下を目安に、としているので参考にしてください。

4 アルコールの過剰摂取

例：ビール、ワイン、強いお酒。

影響：アルコールの摂りすぎはビタミンAやビタミンB群の吸収を妨げ、目の健康を害する可能性があります。

これまでの研究では、過度のアルコール摂取が人間の目の健康に有害であり、視神経症、白内障、加齢黄斑変性、ドライアイ、眼球運動障害などの症状のリスクを高めることを示唆しています。

ただし、適量であれば血行が促進し、網膜の毛細血管によい影響があります。

お酒に対する自分の体質を把握し、適量を守ることが大切です。

5 加工肉

例：ハム、ソーセージ、ベーコン。

影響：加工肉には塩分や保存料が多く含まれ、高血圧や血流障害を引き起こし、視力低下のリスクを高めます。生体に安全な順番は、生、蒸す、茹でる、焼く、揚げる、保存料で加工する、です。ただし生肉は細菌や寄生虫に注意です。

6 カフェインの過剰摂取

例：コーヒー、エナジードリンク、濃いお茶。

影響：適度な量であれば問題ありません。ただし、過剰摂取は眼圧を上昇させ、緑内障リスクを高める可能性があることがわかっています。

このように直接的に目に害を及ぼす食べ物はありませんが、
◎食べ過ぎ、飲み過ぎ
◎「そればかり」の偏った食事
この2点のいずれかを続けていくと、視力の低下だけでなく、いずれ目の病気を患ってしまうリスクを高めることにつながります。

1〜6で例としてあげた食べ物や飲み物を、一切断つ必要はありません。むしろそうすることで、ストレスにつながることもあるからです。だからこそ、リスクを知ったうえで、適量を守ることを意識してもらいたいと思います。

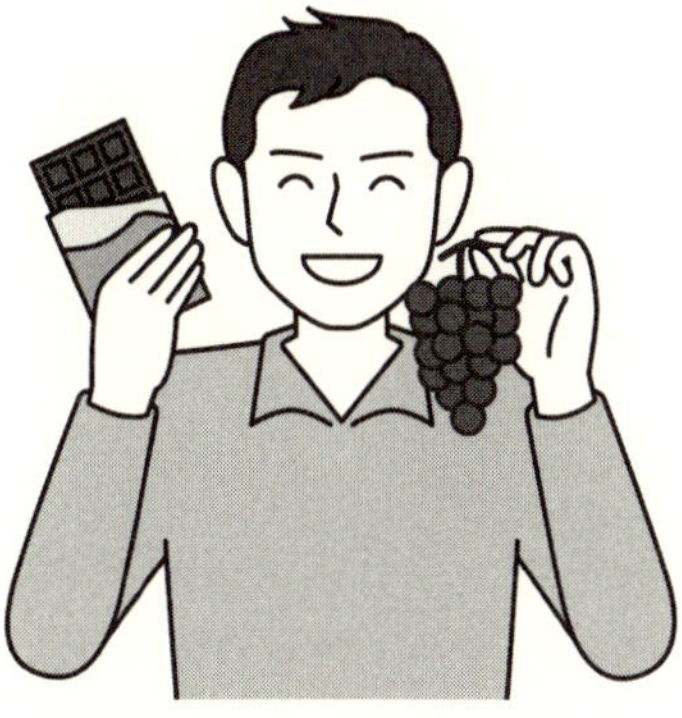

第 5 章

「目がいい人」でいるために、知っておくべきこと

学習と実践のサイクルで目はまた一歩よくなる

今の時代、視力改善に関する情報は誰でも手に入れることができます。しかし、その情報をただ眺めているだけでは意味がなく、実際に取り入れてみるのも大切です。

私は研究者という職業柄、視力改善に関する新しい情報は何でも自分で試して効果を確認するようにしてきました。学習と実践のサイクルを繰り返すような生活です。

「屋外活動時間が長ければ子どもの近視を予防できる」というデータが出たら、大人でも効果があるはずだ！　と意識して外に出るようにしました。

いわゆる「眼球体操」も一度試してみて、「意味がなさそう」と感じたからこそ、一切やっていません。

大切なのは、まずは試してみることです。

そして効果があるとわかれば続けてみる。そうすることで、日進月歩の科学の発展の恩恵を受けられます。つまり、日々新しい情報を取り入れる健康オタクであることが、目を守る秘訣なのです。

最終章となる本章では、視力に関わる最新の情報をお伝えします。

Q

目を守るためにブルーライトカットの眼鏡を選ぶべき？

A

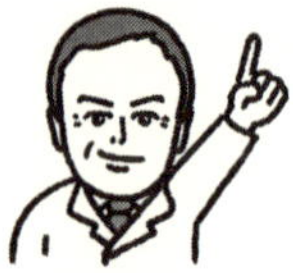

ブルーライトをカットしても、眼精疲労は改善しない

目が悪くなる原因のひとつといわれる「ブルーライト」ですが、これについて世間の認識と最新の研究とを照らし合わせてみると、すこし違うところ

がのがわかります。

最近その言葉が独り歩きしているので、「ブルーライト＝目に悪い」というイメージがあるかもしれません。ですが、そもそも、屋外光にも室内照明にもブルーライトは含まれています。

眼鏡店にすすめられるがまま、ブルーライトカット眼鏡を購入した、という方もいると思います。しかし、日本眼科学会はブルーライトカット眼鏡の効果には慎重な意見を出しています。

アメリカでの調査結果でも、**ブルーライトをカットしても眼精疲労を抑制する効果はない**と確認されています。アメリカ眼科学会では、ブルーライトではなく、ＶＤＴ作業におけるまばたきの回数低下や同じ場所を見続ける弊害が眼精疲労として現れている、と結論づけました。

どうやら視力の低下や体調の悪化には、ブルーライトのカットではなく、別の原因があるようなのです。

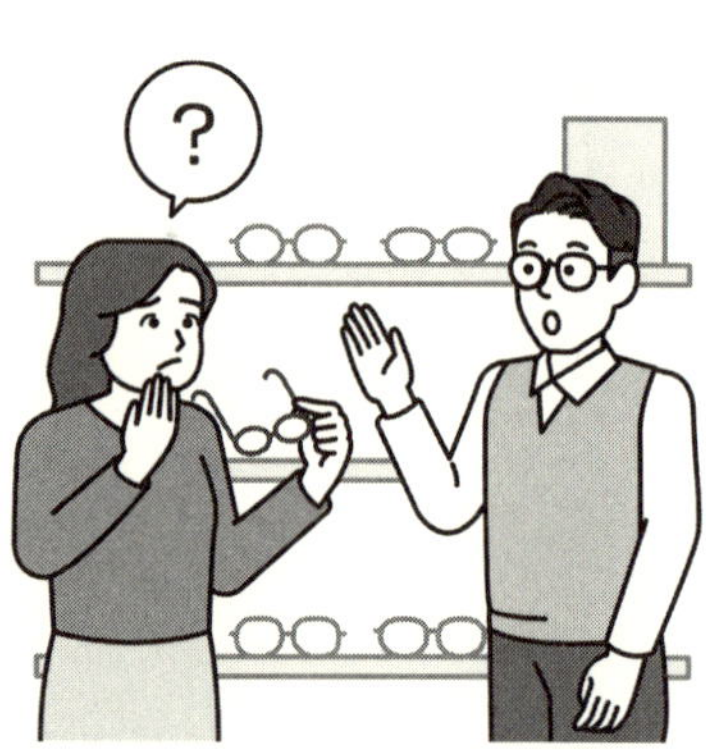

それは、ブルーライトがきっかけになって体内時計が狂ってしまう、というものです。夜にブルーライトを浴びると、日中だと体が錯覚してしまうということです。

つまり、夜間のパソコン作業をする人にとっては、体内時計を乱さないためにも、装着した方がいいといえます。

しかし、**日中仕事をするときはブルーライトカットをする必要はない**のです。

とくに、子どもの視細胞の発達にはブルーライトやさらに波長の短いバイオレットライトが必要であり、カットするのはよくありません。

ただ、ブルーライトカットに効果を感じる人もいるのは事実です。

これは私見ですが、おそらくは「青色」という波長の特徴によるのではないかと推測しています。少し科学者っぽいことを言いますと、人間の視細胞は青、緑、赤の三原色（光の三原色）を感じて色を見分けていますが、青い光は波長が約450ナノメートルであり、3色の中で一番短い波長です。

水晶体や硝子体は透明なので、青の光をそのまま通しますが、年齢を重ねると、なかのタンパク質が変性して濁りが出てきます。その小さく発生した濁りにより、まず一番波長の短い青の光が散乱されるのです。

したがって、眼の内部にわずかな濁りが出現し始めている人は、ブルーライトカット眼鏡を装着すると、「まぶしくない」と効果を感じるのだと考えられます。

Q

目がよくなるオススメ習慣は？

A

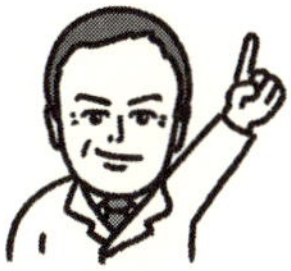

ずばり「コーヒーブレイク」

厚生労働省では、1時間のVDT作業のあとに15分の目を休める時間を取り入れるよう指導しています。

しかし、面倒くさいし集中が途切れるので実際はやっていない、という方が多いのではないでしょうか？　その場合は、特定の作業をするのがコツです。

たとえば、掃除やごみ捨て。やってみると精神衛生的にいいのでおすすめです。みんなに感謝されますし、何よりきれいなところで仕事ができるので気持ちがいいです。

机の上が乱雑な人は、ぜひ休憩がてら自分の机を整理してみてください。作業環境の整理は脳の整理にもつながります。脳が整理されていないと、意図せずマルチタスクになり仕事の効率が下がってしまうのです。

また、コーヒーブレイクも効果的です。

ただし、席でパソコンを見たまま缶コーヒーを飲んだのではあまり意味がありません。席を立ってコーヒーを淹れることで、本当の意味で休憩になります。豆から淹れると何となく「違いのわかる人」のような気がして気分がいいかもしれません。

ちなみに、**長時間座っていると寿命が縮む**という研究結果がクイーンズランド大学の研究でわかっており、少しでも座る時間を分割することがすすめられています。

1日に8時間以上座っている人は、4時間未満座っている人に比べて死亡リスクが高いそうです。

目を休めるとともに、体全体のリフレッシュにもいいので、上手な休み方を取り入れてください。

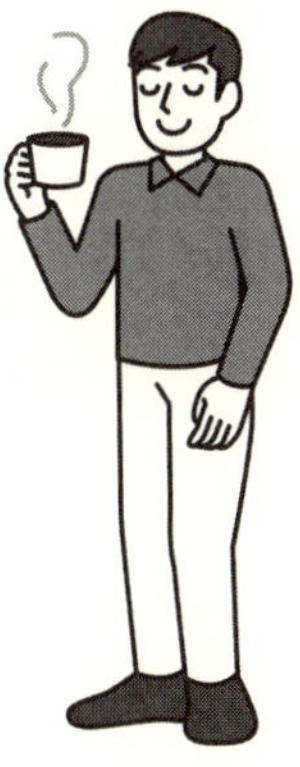

Q

目のためにはゲームをしてはいけない？

A

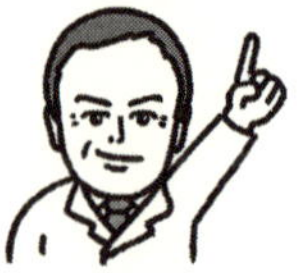

「ゲーム＝目が悪くなる」は間違っている

じつは、ゲームはさほど目に悪いわけではないことがわかっています。
ただしそれには条件があります。それは、距離に気をつけること。

手元に持って操作するポータブルタイプのゲームは、目との距離が近く、視力を落とす「近業」にあたります。

集中してずっと遊んでいれば、近くに焦点を合わせるために毛様体筋はフル稼働し、悲鳴を上げます。結果、体が適応しようとして、軸性近視が進行するのです。

しかし、大画面であれば、あまりに近いとそもそも見づらいため、2m以上は自然と距離をとるはずです。距離がとれれば毛様体筋もさほどがんばらなくてよいので、「近業」にはなりません。

実際、これまでに紹介した視力研究の第一人者であるオーストラリアの研究者・モーガン氏の論文でも「TVの時間は近視とあまり関係なかった」と結論付けています。もちろん、室内にこもってずっとゲームで遊んでいるのは、運動機能の低下という意味で目にも体にもよくないため、注意しましょう。

私の場合も、TVゲームはよくやっていて、8歳のときにスーパーマリオブラザーズを買ってもらい、よく遊びました。兄と一緒に没頭して、親にファミコンを隠されてしまったほどです。

さんざん遊びましたが、結果的に、TVに映してのゲームは近業ではなかったことと、屋外活動が非常に多かったのも相まって、いまでも視力は2・0です。

Q

住む場所によって目のよさは変わる？

A

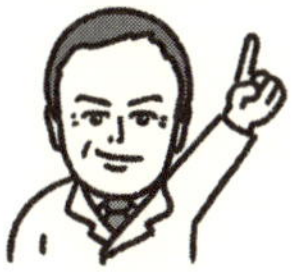

目をよくしたければ……山梨に住めばいい!?

太陽の光を浴びるほど、視力にとってプラスに働くことは、ここまで本書をお読みくださっていれば、十分に理解いただいているものと思います。

ところで、日照時間は日本国内においても違いがある、ということをご存じでしょうか？

日照時間の長い代表的な地域は、山梨県、静岡県です。

私は1980年5月に、その日照時間の長い、山梨県韮崎市穂坂町のブドウ農家の次男として生まれました。

私が生まれた当時、町には信号機がふたつしかなく、どこを見てもブドウ畑や田んぼがあるばかりでした。簡単に言ってしまえば農業が盛んな田舎、ということです。

その場所で1991年に父が「フルーツランド平賀」を創業し、ブドウやリンゴ、桃などを畑で生産し、直販しています。父は亡くなりましたが、母と新社長たちが今でも経営してくれています。

この環境で私は、視力にとって得難い幸運を得ています。

両親は2歳年上の長男で子育てを経験しており、ある程度育児慣れしていました。大事に大事にと室内で育てられた兄と違って、私はちょっと雑に育てられたのです。

結果、畑デビューが異常に早くなりました。

初夏から秋の収穫の繁忙期には母も畑仕事に行きますので、5月に生まれた私は、早速ベビーカーで畑に連れていかれたようです。

1歳になるころには畑でよちよちと歩き、私はよく土を食べたり、石をひっくり返して石の裏にいる虫を見たりしていたそうです。

私がブドウ園の坂で転ぶと、丸いから畑の一番下まで転がっていった、と、母は思い出しては笑っていました。

閑話休題——。

私が生まれた町の隣にある明野村（現・北杜市）は、日照時間が日本一長いことで知られています。

日本トップクラスの日照時間を誇る地で生まれ、幼いころからその恩恵を存分に受けることができた。これは視力の発達にとても効果があったと想像できます。


ちなみに私には、2つ上の兄と4つ下の妹がいます。

兄は、あまり畑に行くのが好きではなく、父に「畑に行くぞ」と言われても嫌がっていました。昆虫採集もしませんでしたし、どちらかというと家で本を読んだりするタイプで、アウトドア派ではありませんでした。

妹は、基本的に畑には連れて行かない方針で育てられていました。新体操やピアノなどを習っていて、完全にインドア派です。幼いころから美容に関心があり、日焼けするのを極端に嫌がっていたのを覚えています。

つまり、**兄妹3人のうち私だけが極端に屋外での活動時間が長かった**のです。

結果として、成人後には視力に差が出ました。

兄も妹も視力矯正が必要な状態で、私だけが裸眼2・0です。

やはり屋外での活動時間が長く、太陽光を体に浴びることは、近視の抑制に効いているのでしょう。

Q

目がよくなる仕事は？

A

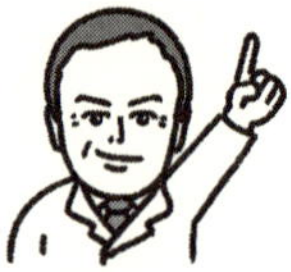

海にかかわる仕事をしている人は目がいい！

視力がよい人が明らかに多い職業として、漁師、サーファーがあげられます。

海面で光が反射するため、漁師やサーファーは太陽からと海からの光を両方浴びることになり、網膜が活性化されて視覚機能が向上するのではないか、といわれています。

しかし、じつは白内障や老眼のリスクもあるのです。

強い紫外線に長時間さらされているため、水晶体のタンパク質が変性して濁りやすいのです。同じ理由で、老眼の発症も早いと推定されます。

白内障の様子

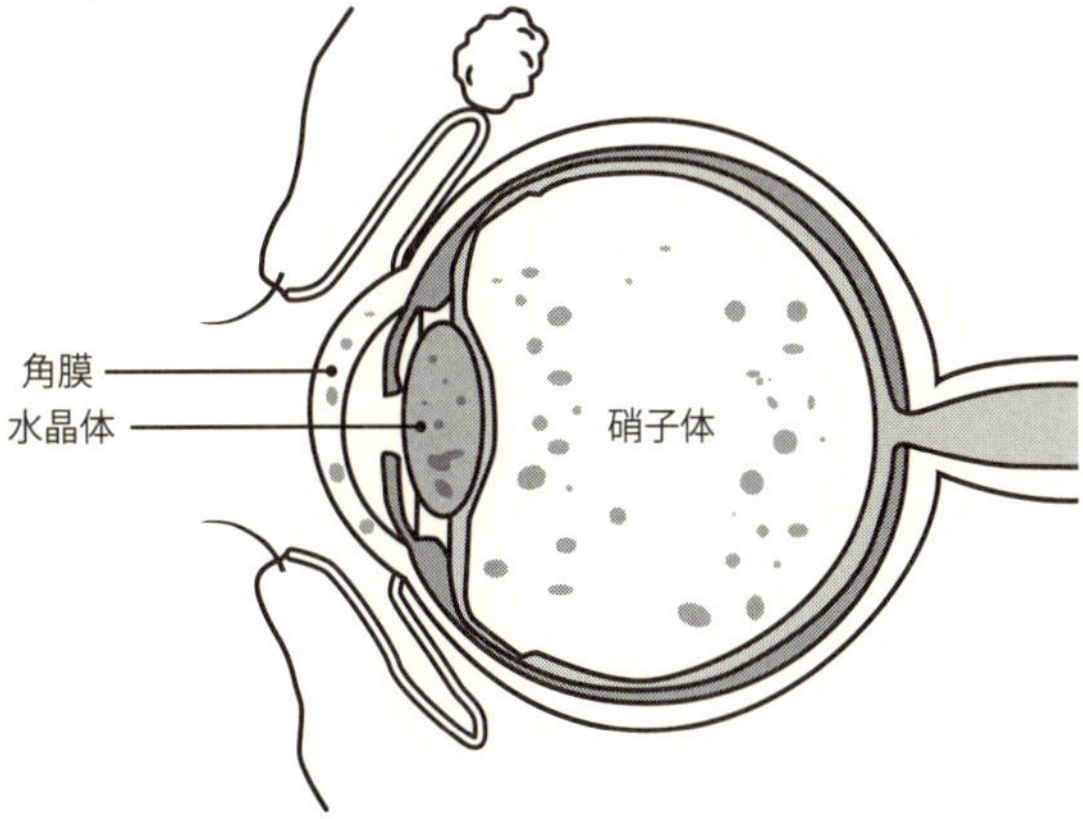

長崎県立大学の調査では、65〜83歳の漁業従事者のうち21・7%が白内障の症状を持ち、その80%がサングラスを着用していなかった、ということが明らかになりました。

海の近くに住む方、とくに成人年齢以降は、夏や昼間などの強い光を浴びる時間にはぜひサングラスを着用しましょう。

Q

「目が悪いと宇宙飛行士になれない」はホント？

A

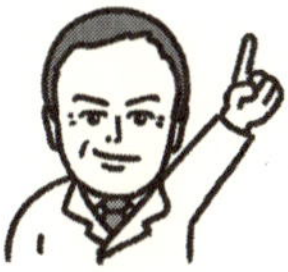

裸眼視力によって将来の選択肢が限られるかもしれない！

宇宙飛行士は、視力（遠見《えんけん》視力）が低いとなれない職業として有名です。もし眼鏡やコンタクトレンズがずれてしまっても、宇宙服を着ていたら直せないですし、汗で曇っても拭くこともできないからです。

目に自信のある私は、じつは宇宙飛行士試験に挑戦してみた経験があります。

そのときの応募検討者数は1万4116人。4127人が書類提出でき、2266人が書類選抜を通過しました。通過率は半分以下です。

そののち、1407人が0次選抜前半（英語試験）で合格し、0次選抜後半（適性試験、小論文、STEM分野の試験、一般教養試験）で大きく絞られ、205人が1次試験に進みました。

私は英語試験と適性試験には合格したものの、その次で落選してしまいました。

ここで、じつに45％もの志願者を落選させた書類選抜に関するJAXAからのコメントが当時、話題となりました。

募集要件は「矯正視力1・0以上」で、眼鏡などをかけていてもよいことになっていたのですが、実際は、**視力がよくない人や生活習慣病の疑いがある人がごっそりと落選してしまった**ようなのです。

JAXAからのコメントは、次のとおりでした。

書類選抜を通過しなかった応募者には様々な理由がございましたが、そのうち、医学審査に関し、例えば以下に該当する方が多くおられました‥

◎遠距離視力で1・0以上の基準は満たすが、そのために高度な矯正度数が必要であり、網膜剥離・眼精疲労等のリスクが高くなると考えられる方（高度近視、高度乱視の方）

◎生活習慣病（肥満、高血圧、脂質異常症、糖尿病）等の指標で、治療を検討するレベルの方
書類選抜の不合格者１８６０名
書類選抜における医学審査を通過できなかった方　１４４４名

つまり、**書類で不合格になった人の大半は医学審査で通過しなかった**ということなのです。

このときの合格者は、諏訪理《すわまこと》さん（46歳）、米田《よねだ》あゆさん（28歳）でした。
最年長46歳で合格した諏訪さんは、お仕事での実績はもちろん、勤務先まで12キロメートルを毎日走って通勤するなど、体力的にもすさまじい力量をお持ちの方でした。これは全然かなわないな、という感じです。

私が試験を受けたのは、挑戦する姿を子どもに見せておきたかったからというのもあります。個人的にはなかなかいい動機だと思っていたのですが、心のどこかで無理だろうと思っていたところもあったのだと思います。

しかし、この経験により、思いがけず私の視力が2・0であることがわかりました。

そして、この本の執筆や新しい仕事につながっています。やはり、何でも挑戦してみるものですね。

Q

視力2・0ってどんな世界？

A

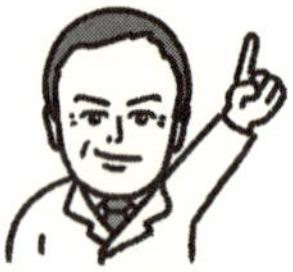

わかりやすく言うと、フルハイビジョンと4Kの違い

ここまで視力をよくする方法をお伝えしてきましたが、そもそも裸眼視力2・0とはどのような状態をいうのでしょうか？

自分が見えている視覚情報をそのまま人に見せることはできませんので、なかなか説明が難しいところです。

一例として、矯正視力1・0の方と、裸眼視力2・0程度の方が見える視界について、比較してみましょう。視力2・0は視細胞ひとつで1画素見ています。しかし視力1・0は視細胞を縦2つと横2つの合計4つを使ってひとつの画素を見ています。

つまり、**頭の中で見えている画像の画素が4倍違う**のです。

わかりやすく言うと、フルハイビジョンと4Kの違いです。

視力1・0の視界は、「正視《せいし》」といわれる普通に目が見えている状態で、ピントも合っているため、何ら問題なく生活できます。しかし、細かい点ではっきり見えていないのです。

それに対し、視力2・0の状態は、視界のピントが合っていることは視力1・0と同じですが、画素が4倍違うので、細かいものがはっきり見えます。

視力検査で計測する視力は「遠見視力」のことであり、毛様体筋の弛緩した状態で、ある程度遠いところにあるものを見ることで計測されます。

一般的な視力検査では、5メートル先にあるランドルト環の0・75ミリのギャップ（切れ目）が見える、ということで、視力2・0と判定されます。

それが近視になると、目の前面の角膜から後面の網膜までの距離である「眼軸」が長くなってしまう、ということがわかっています。

そもそも私たちは、眼球内に入った光が適切に屈折することで、物が見えています。
それが、目の前面の角膜から後面の網膜までの距離である眼軸長が長くなりすぎると、眼球内を通ってきた光が網膜で適切に像を結ばないため、ピントがうまく合わず、視力検査での検査値が下がってしまうのです。

正視と近視の違い

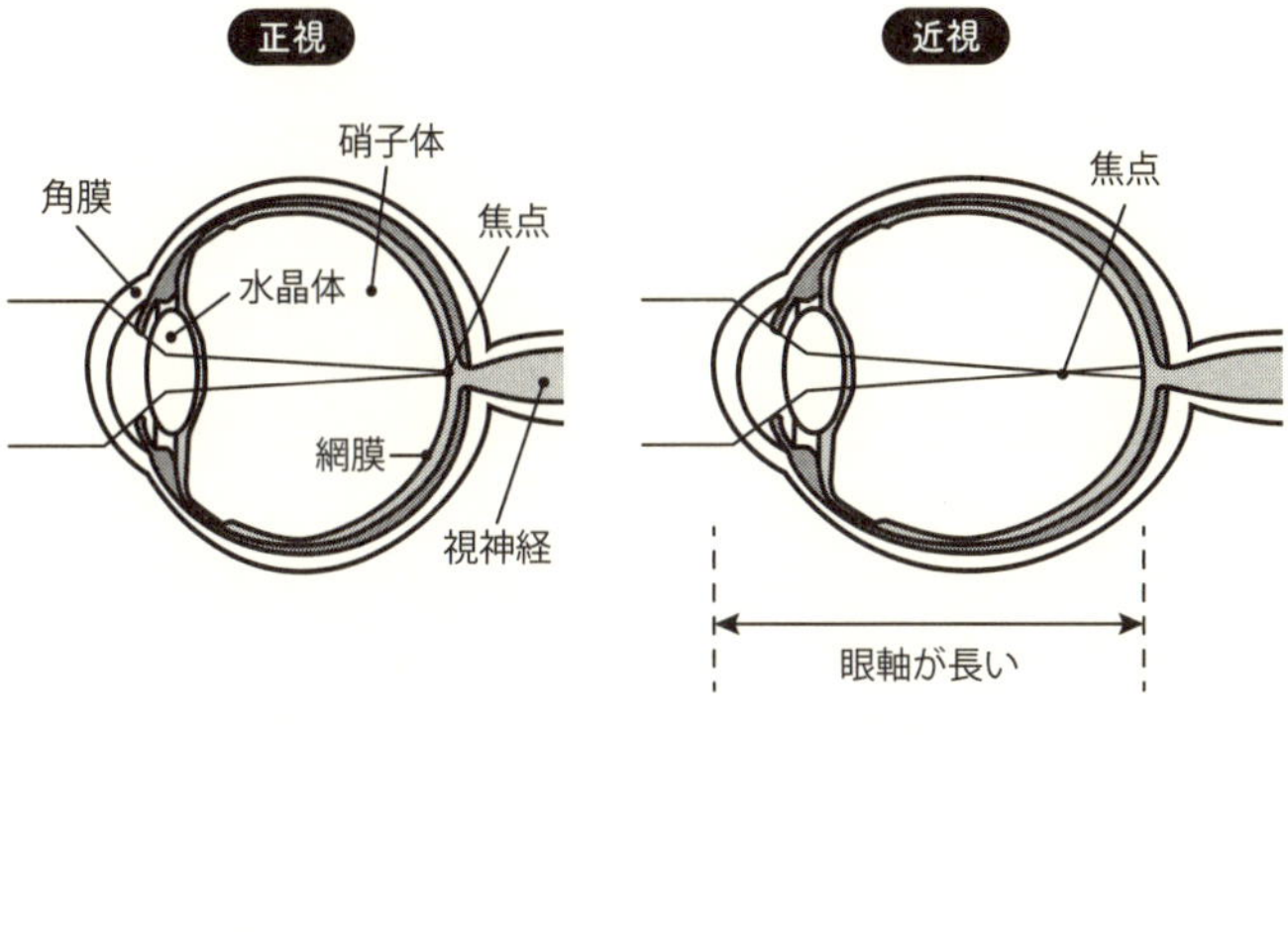

Q

ランニングより も もっと目にいい運動はある?

A

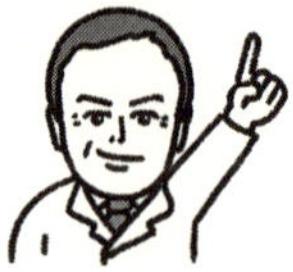

バク転で視力回復!?

唐突に感じるかもしれませんが、私は40歳のとき「バク転マスター検定」に合格しました。

バク転ができるようになりたいと思ったのは、タイミングがよかったのだと思います。30代後半のころ、自分の体が硬くなってきて、「もっと若々しく活動的でありたい」「新しく何かを始めてみたい」と漠然と考えていました。

当時は育児の真っ最中で、日課のランニングができなくなっていたことも大きいです。家で赤ちゃんが泣いて妻が大変な思いをしていて、長男とも遊んであげたいのに、ひとりで黙々とランニングするのもいかがなものか、と考えていたのです。子どもと一緒に楽しめて、おもしろいスポーツはないだろうかと、自分なりに思考を巡らせました。

そんなとき、長男を通わせ始めた体操教室に貼ってあるポスターを見て、ピンと来ました。「バク転が資格になる！　バク転マスター検定」。

これだ！　と感じました。これなら自宅で練習できるし、子どもたちと体操を楽しめるし、しかも資格という形あるものになります。

調べてみると、バク転には「倒立」ができること、「ブリッジ」ができることがポイントなようです。すぐさまトレーニングを開始しました。

振り返ってみると、そのときの「倒立」と「ブリッジ」のトレーニングが、視力の維持向上に関係があった、と私は考えています。

当時、それぞれ毎日約60秒ずつを実施していました。

「倒立」はいわゆる逆立ちの姿勢ですから、重力の影響で頭部に血が巡り、頭の血管の血圧が上がることで、網膜の微細な血管にも負荷がかかります。目の網膜にある血管はとても細かいですが、視細胞などの機能を維持し、代謝をよくするために、十分な血液を供給し続けることが大切です。また、非常に細かいゆえに詰まったり傷ついたりしやすく、糖尿病などが原因で血管が硬くなり障害が起きると、視野の欠損や失明を招いてしまいます。

この網膜近くの脈絡膜が薄くなることと、近視の進行が関係していることが知られていいます。慶應義塾大学の研究で、**網膜と脈絡膜に十分な血液がいきわたらない状態になると、近視が進行する**ということがわかったのです。

その点、倒立をして頭部に血流が増えると、網膜の血流も増すため、十分に血液がいきわたります。倒立までしなくても、ベッドやソファーに座って頭だけ下に下ろす動作も、効果が期待できる可能性があります。

また、「ブリッジ」にはさらに別の、目にいい効果があることがわかりました。ブリッジは、腰ではなく肩の柔軟性がカギになります。肩の柔軟性がなくなると、肩こりが起きやすくなります。肩こりは、肩や首の筋肉が緊張している状態ですから、眼筋にまで疲労がたまり、眼精疲労を招いて視力が落ちてしまうのです。

視力の低下と肩こりが同時に生じる人はとても多く、肩こりの解消と視力の回復に肩の体操が効果的であることはよく知られています。

ただここで、ひとつ注意があります。

生活習慣病に近い体の状態で網膜の血管に負荷をかけると、網膜の血管が破れて視野が欠損するという極めて重大な疾患につながることがあります。そのため、生活習慣病の不安がある方は、糖尿病対策などを行ったうえで、ランニングなどの有酸素運動から始めることをおすすめします。

Q

同じ職業でも目が悪くなる人とならない人がいるのはなぜ？

A

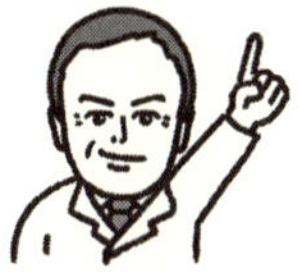

やりたくない仕事は視力を低下させる

嫌々やる仕事、やりたくない仕事は視力を落とします。

なぜなら、嫌な仕事ははかどりませんので、作業時間がのびるからです。そうなると、それがデスクワークの場合、近くを見続けるために毛様体筋がフル稼働。夕方には疲れてきて、ピントが調整しにくくなります。すると、「毛様体にこれ以上負荷をかけるとまずい」と、体がＳＯＳを出して、眼軸を伸ばして軸性近視を進行させるのです。

まだその原因物質はわかっていませんが、人間の体は危機や負荷を感じると、それを解消できる方向に変化すると言われています。

さらに、嫌な仕事やストレス物質は血行を悪くし、血液の組成が変わるので、網膜に十分な栄養を届けられません。網膜機能が低下し、光が届いても十分な視覚信号を脳に送ることができないのです。

実際に、デスクワークのお仕事をされている方は、繁忙期に長時間パソコン画面の前に座り、納期や締切に追われているときが見えづらくなることを、体感されているのではないでしょうか？

ただ、同じ職業でも、目がいい人と目が悪い人がいます。おそらくその違いは、**あれこれ試行錯誤をしている「量」**ではないかと考えます。

情報をずっとインプットし続けるのではなく、何かを作ってみたり、工夫してみたり、新しい視点で考えたりします。時にはアイデアを出すために歩いたり、議論したり、リラックスも大切です。

これは極論かもしれませんが、仕事を楽しめば視力は落ちないのです。

とは言っても、時にはやる気の出ない作業が発生したり、過剰な負荷がかかる仕事、どう考えてもスケジュールが間に合わないと思えるデスマーチにも巻き込まれることもあるかもしれません。

しかし、どんな仕事も工夫のしようがあるものです。どうにか工夫できるところを探し、試行錯誤してみることが、ストレスを和らげ、目にもいい仕事ができると考えています。

Q

田舎育ちは本当に目がいいの？

A

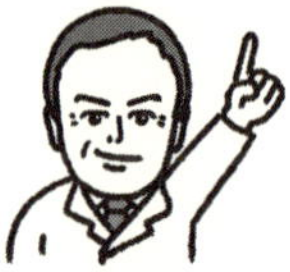

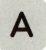

都市部と町村部では明らかに視力の差があった！

「田舎で育つと目がいい」ということは実証されています。

文部科学省の「学校保健統計」をもとに、都市部の在住者と町村部の在住者のデータを比較してみると、明らかに視力の違いが見られました。

これを見ると、**町村在住者の児童・生徒の方が、どの年代でも視力がいい**ことがわかります。

大都市と町村では、おそらく、屋外環境で過ごす時間に大きな違いがあるのでしょう。人口ひとり当たりの校庭面積や小学校の所在数は大都市に比べて明らかに少ないですし、通学距離も長くなるため、屋外で過

都市部と町村部の在住者の児童・生徒の視力分布

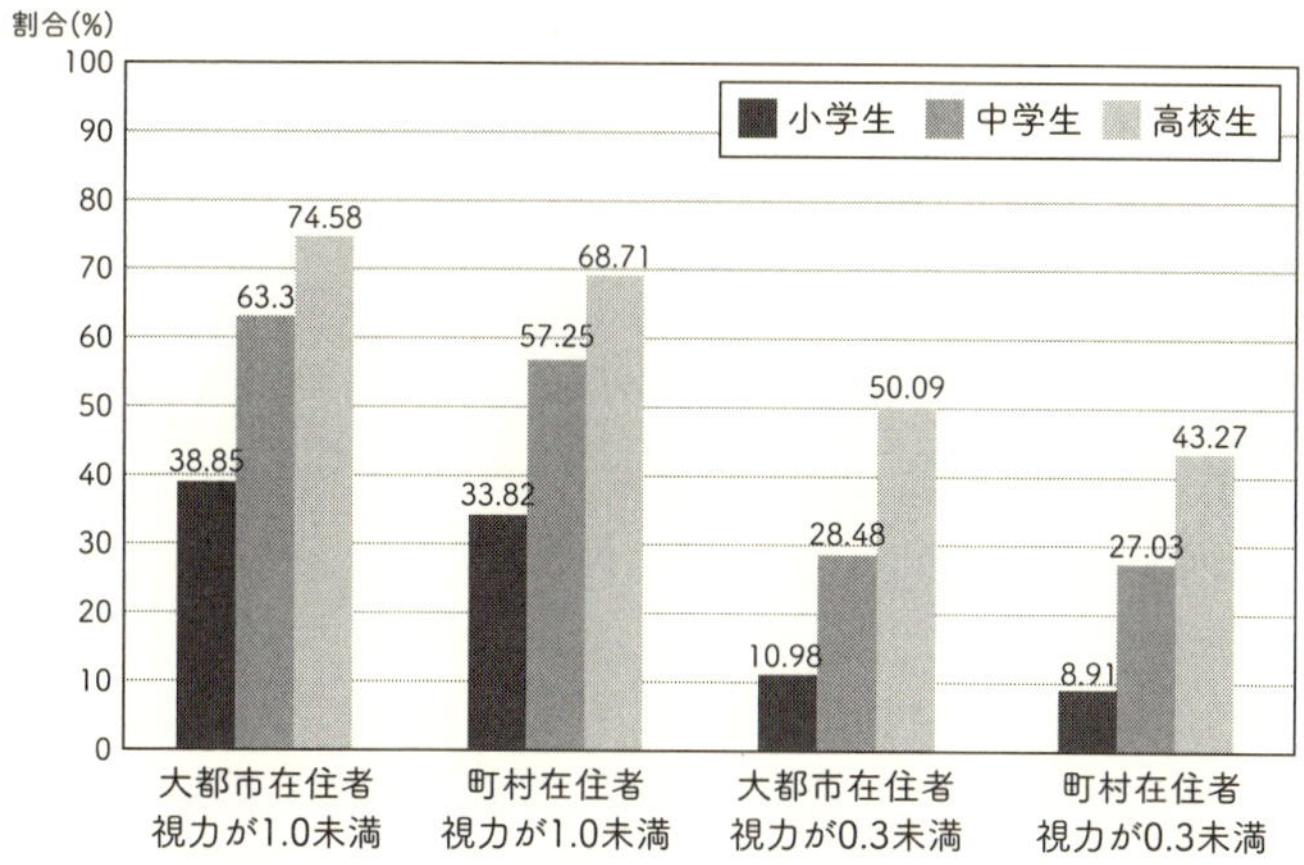

ごす時間も増えるからです。

建物も、大都市はビルが多いですが、町村部では平屋が多くなります。

私が通っていた保育園と小学校も平屋建てで、広い園庭・校庭がありました。

教室から出るとすぐに降り注ぐ直射日光を浴びられる構造です。窓や出入口が大きいため、南側にある窓からはいつも日光が室内に入ってきていました。

これに対して、都会にあるような

平屋と2階建てにおける日光の入射量の違い

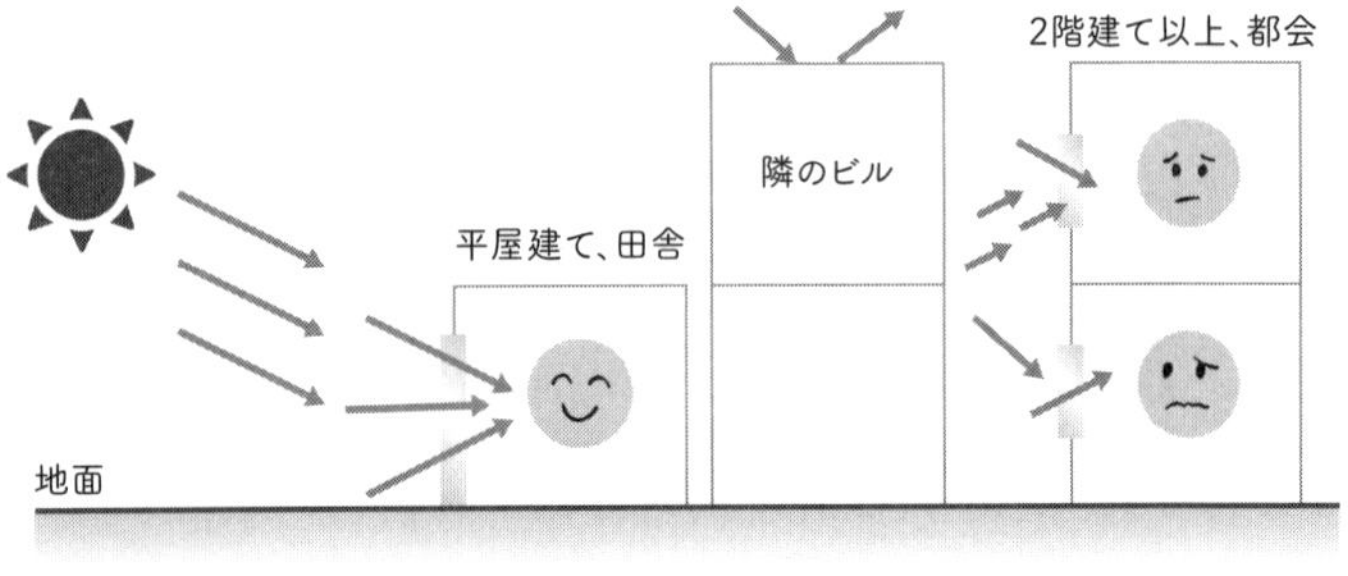

保育園や幼稚園は、ビルの一部に入居していたり、園庭も狭かったりすることが多くあります。
ビルの一部にあれば、構造的に耐久性を持たせるため、窓は小さくなってしまうはずです。そうなると、屋外から反射してくる屋外光も、室内に届く量は限られるでしょう。

私は自然が大好きで、小学校の休み時間のたびに教室からすぐ外の花壇に行って、トンボやらチョウやらを捕まえていました。大きなヤゴを捕まえて持ち帰って家で飼ってみたら、ギンヤンマだったこともありました。

屋外プールでは、入っていたスポーツ少年団の水泳クラブで毎日のように夏休みに練習していました。

強い日差しの中で泳ぐことができるのは、日射量増大と近視の抑制という意味では非常に効果があったと思います。

このほかにも貯水用の池、校庭のクヌギの木、農業用の水路などが近くにあり、生物のいそうな場所を回るのが私のルーティーンでした。

ひとつの小学校の周りにこれほど自然があり、多彩な生き物がいるというのは、大都市ではなかなか実現できない状況で、その魅力がじつはそこで育つ子たちの目も強くしてくれていたのです。

Q

他の国に比べて日本人は目が悪い？

A

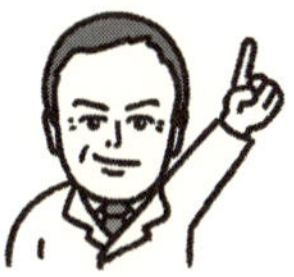

日本人の視力はどんどん低下していて、近視対策も遅れている

いま、裸眼視力1・0未満の小中高生の割合が、文部科学省の調査がはじまって以来、毎年のように最大値を更新しています。小学生は37・79％、中

学生60・93%、高校生67・80%と、学年が上がるごとに視覚不良者の比率が増大しています。

じつに、私が高校3年生だった1998年度から、右肩上がりで近視が進んでいるのです。

裸眼視力0・3未満になると、令和5年度は小学生 11・07%、中学生28・33%、高校生39・46%となっており、**小学校と高等学校では過去最悪の比率**です。

ちなみに、1998年度は、小学生5・94%、中学生22・07%、高校生33・77%でした。

これは令和5年度末までの集計結果ですが、これ以降もコロナ禍による外出制限が続いていました。そのため、統計に表れていない5歳未満の子どもたちも、かなり影響を受けたはずです。彼らが統計に入ってくるころにはどのような結果になるのか、とても心配です。

近視人口が増えると、強度近視の人口も一定の割合で増加します。そうなると、合併症による失明危機者が増大するおそれがあります。

たとえば、強度近視のリスクとして、**緑内障が3・3倍、白内障が5・5倍、網膜剥離が21・5倍**も罹患しやすくなることがわかっています。

これは、日本だけでなく世界的な傾向です。

WHO（世界保健機関）は、2050年には世界人口の半数が近視になると警鐘を鳴らしています。

科学雑誌『Nature』でも、「The Myopia Boom」（近視の大流行）という記事が2015年に掲載されました。

この論文の中で、2020年には世界人口の3分の1である25億人が近視になると予想されました。しかし、実際の**2020年の近視人口は、26・2億人。予想を上回るペースで近視の流行が進んでいる**のです。

さらに、オーストラリアのブライアン・ホールデン視覚研究所は、2050年には近視人口は48億人にも達すると発表しました。そのうちの9・38億人は、強度近視になるという予想です。

その場合の損失は、世界で2・02兆米ドルとのことです。

このペースで近視が進むと非常に心配です。**近視の進行を50％減らすことで、強度近視の90％を抑制できる**ことから、世界各国でも近視対策が推進されています。

（1）台湾

台湾では、2011年に50・0％だった近視小学生（視力0・8以下）の割合を44・3％まで減少させた実績があります。それまで右肩上がりだった視力不良者比率が、10年で5ポイント以上改善したのです。

さらに、20歳以下の8割が近視と危機的な状況であったことから、2013年には大掛かりな近視対策が行われています。

授業を屋外で行う目標「屋外活動120」（1日になるべく120分以上を屋外で過ご

そう）が政府により制定され、帰宅後の時間を屋外で過ごすことが推奨されたり、屋外で体育の授業を1週間に150分、理科の授業の一部を屋外で行い、1日2時間の屋外活動を確保しています。

（2）シンガポール

シンガポールは、世界的にも近視率が高い国です。65％の児童が、小学6年生になるまでに近視になっています。

また、2050年までに18歳以上の成人の80～90％が近視になり、そのうち15～25％が強度の近視になると予想されています。

保健省管轄下のHPB（シンガポール健康増進庁）では、2001年から「国家近視抑止プログラム」を実施し、幼稚園や小中学校での定期的な目の検診、勉強や電子機器の使用時間制限だけでなく、外遊び推進やデバイス使用量削減啓発活動などを行っています。

また、近視研究の先進国でもあるため、低濃度アトロピン点眼薬の研究に150億円を投入しています。これは、光の屈折度数を改善するためのもので、近視の進行を抑制する効果があることがわかっています。

(3) 中国

中国では、2018年に各自治体の近視削減目標を定めた国家計画を策定しました。

内容は、子どもの近視率を毎年0・5％減らすこと、2030年には高校生までの近視発症割合を70％以下にすること、**1日1～2時間を目安に屋外で**

の時間を確保することなどです。

また、教科書の文字ポイントサイズが国家基準によって定められ、小学1、2年生は16ポイント以上、3、4年生は14ポイント以上、5年生以降は12ポイント以上とされています。

都市ごとでの対策も進んでおり、北京市では、小中学校の子どもは1日1時間以上の屋外時間を確保する、電子機器を使う授業は全体の30％以下とする、子どもの電子機器使用時間を1日1時間以下に抑える、8歳以下の子どもはTVゲームをしない、などが推進されています。

上海の学校では、通常の視力検査に加え、眼軸長と角膜曲率半径、屈折度数も検査項目に盛り込んでいます。何か異常がありそうな場合は、眼科の受診につなげるような仕組みが構築されているのです。

（4）アメリカ

アメリカでは、2004年の段階で近視人口が41・6%と、アジアほどではないにせよ、やはり近視が進行しています。

英語圏を中心に浸透している「the 20/20/20 rule」というものがあり、近視の進行抑制の効果が出ています。これは、**パソコンやタブレット端末、スマホなどのデジタル画面を20分見たら、20秒間20フィート（約6メートル）以上離れたものを見て休憩する**、というものです。これにより、視力低下や眼精疲労などを防げる効果があります。

考案したのは、アメリカ・カリフォルニア州の検眼医ジェフリー・アンシェル氏で、アメリカ検眼協会とアメリカ眼科学会の両方が眼精疲労を軽減する方法として推奨し、年齢問わずすべての人にすすめているようです。

(5) 日本

ここまでご紹介した海外の例に対して、日本の近視対策は遅れているといえるでしょう。

学童近視と屋外活動の関係性を見出したオーストラリア国立大学のモーガン教授らも、

「近視が深刻な問題となっているにもかかわらず、私の知る限り、国として対策をとっていないのは2か国、韓国と日本です。予防策はすでにあるのですから、政府として、もっと真剣に近視の問題と向き合ってほしい」

と述べています。

ただ、近年、有益な事業を行う会社も出てきました。株式会社坪田ラボ（東証グロース上場企業）は、近視を抑制する点眼薬やバイオレットライトを含む電子機器、バイオレットライト透過眼鏡、バイオレットライト透過建築ガラスなどを開発しています。

加えて、より波長が長いレッドライトは近視の抑制に効果があることもわかっており、治療や研究もはじまっています。

このような取り組みが増えていけば、日本でも学童近視の問題が一歩前進するかもしれません。

おわりに

ここまで読んでいただいてありがとうございます。
私は普段は半導体関係の仕事をしており、大学の専攻も化学なものですから、医学関係の書籍や論文などを読み進めるうちに、非常に扱いが難しい分野だと感じることが多々ありました。

私が専門とする化学は原子や分子を扱うので、研究対象を単純にすることで再現性が得られるよう実験を設計するのが基本です。設計が正しければ誰がやっても同じ結果が出ます。

しかし、生体に関する学術研究は、因果関係が非常に複雑です。医学のみならず分子生物学から免疫学、薬学など、さまざまな影響を考慮して高度に練られた実験を行う必要があり、データも統計的に正しくないと、学術的なエビデンスとみなされない、という難しさがあります。

さらに、人間での実験（臨床）手続きは、さまざまな規制や制限があり、簡単には実施できません。マウスやトリ、サルなどとステップアップして、申請と審査があってようやく試験ができるようです。

そこまで苦労しても、狙い通りになるとは限らない。該当分野の医師や研究者の方々には頭が下がります。

同時に、医学的に認められないことは治療手段に含むことができないことから、現代社会では視力に関することで不便な思いをしている人がたくさんいます。

人間の体の成り立ちを考えて、自然体で過ごしていれば、目が悪くなることはない、と私は主張したいのですが、それが難しいのが現代社会でしょう。端的に言って、私の視力が今でも2・0なのは、「運がよかった」部分が大きいのかもしれません。

現代社会では多くの方が都市化の影響で裸眼視力1・0未満になっていく中、私はたまたま山梨県のブドウ農家の次男に生まれ、自然が好きな性格で近視にならずに大人になったのです。

そして大人になってからも、身に付けた生活習慣の数々が、結果として視力の低下を抑えるようなものだった、というわけです。

何より、生まれ育った家庭環境がよかったのではないかと思っています。母はヘビを捕まえてきても怒るどころかほめてくれましたし、焼いて食べさせてくれました。父は土日もずっと畑に行く働き者で、よく私を畑に連れて行ってくれました。

勉強をしろと言われたことは一度もなく、将来は何でも自由にやりたいことをやりなさい、と言われて育ちました。

子どもにとって、親との関係は非常に重要です。

成人してからの高い自己肯定感を育むことができます。私が一人暮らしを始めたときに陥ったうつ状態から自力で復帰できたのも、成人してからの厳しい環境や逆境においても耐えることができたのも、両親のおかげだと考えています。

これから何か新しい問題に直面しても、まあ何とかなるだろうと思いますし、おもしろそうなことがあればやってみよう、という性格に成長できたのです。

両親が子どもに愛情を持って接することで、子どもが強いレジリエンスを持つことができると実感しています。


父と畑に行くときは、軽トラの荷台に飛び乗り、今日はどこの畑に行くのか、どんな生き物がいるかをいつも楽しみにしていました。

私はとくに、「オリンピア」というブドウの畑が好きでした。畑の四方を水路と小池に囲まれ、カエルやヘビ、カニなどがたくさんいたのです。

オリンピアはあまり有名なブドウではありませんが、とてもおいしいのです。甘くてよい香りがし、一番好きなブドウでした。父がオリンピアはやめて別のブドウに植え替えるとき、大好きだから木を残しておいて、と言いました。

しかしオリンピアは育てるのが難しく、粒もまばらで、見た目も薄い赤と緑が混ざったような感じで完熟してなさそうに見えることがあり、ちょっと売りにくいのだそうです。家族としては生活していかなければならないので、仕方ありません。父は、オレもオリンピアは美味いと思うんだけどなあ、と言っていました。

オリンピアの畑は、今はシャインマスカットの畑になっています。

2023年2月に、父は他界しました。享年68でした。

50代半ばから糖尿病を患い、人工透析にかかるようになり、片足を切断、2022年に両足を切断し、9ケ月後に脳出血で帰らぬ人となりました。高血圧から血管はボロボロだったようです。
10代のころから農家を志し、40年にわたり土日も働いているわけですから、明らかに働きすぎでした。農家一筋ですから医療や健康に関する知識や情報も少なく、毎日の労働で使ったエネルギーを補給するのに、好き放題に食べていたのも原因だと思います。

父ががんばって働いてくれたおかげで私は大学院まで出ることができ、家庭環境のおかげで今でも視力が2・0で生活できています。

陸上部だった父の遺伝でランニングが好きになり、父が身をもって糖尿病の恐ろしさを伝えてくれたおかげで、私は健康に生きています。

父が生きた証を何かひとつでも多く残したいと思ってこの本を書きました。

ひとりでも多くのお父さんが、私の父のように子どもを連れて外に出かけて、昆虫や草木など、自然に触れる機会を増やしてくれたら幸いです。

外に出て自然をよく見れば、きっとおもしろい発見がたくさんあります。

どうぞスマホを置いて、お子さんと一緒に外に出てみてください。

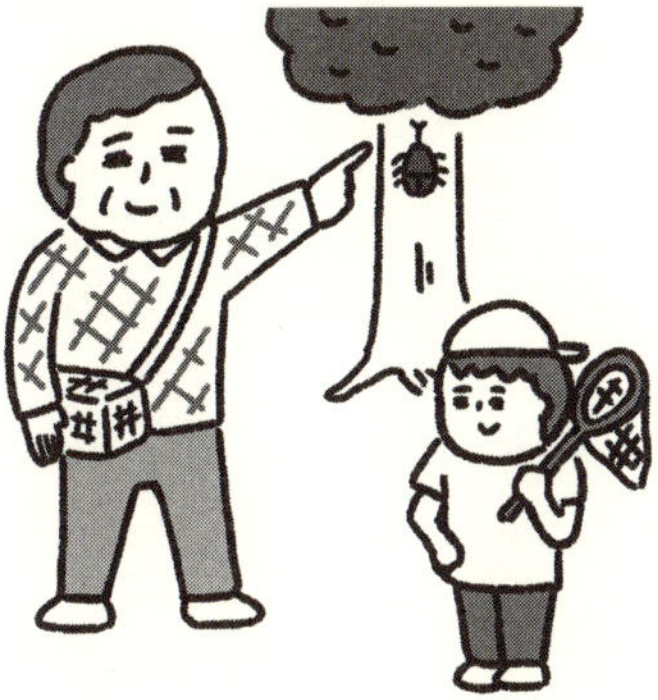

最後に、この本の出版企画は、編集者の大西志帆様の多大なる貢献で世に出ることになりました。

普通、目の本は眼科医が執筆されることが多いです。しかし私は医師ではなく視力2・0の半導体の専門家という、非常に稀なコンセプトで提案したことから、いくつかの出版社から興味を示していただいたものの、前例がないなどの理由で出版へ進むことはできませんでした。

しかし大西様は「この本は社会に必要な本になる」と本書を出版会議に挙げてくださり、実際に企画を通していただいたのです。

私の提出した原稿も、難解な構成を紐解き、手前勝手な記述を省いて整理し、わかりやすくしてくださいました。結果として本書は多くの読者様にとって、手に取りやすく読みやすい本になったと思います。

納期直前では夜な夜なメールや電話が届き、励ましの声とともに伝えられるご質問と論文調査のご要望に即回答し、それが最終的には本から全部カットされる、という経験は私の宝物です。出版されるまでに視力が下がるかもしれない、と不安になりましたが、大丈夫でした。その程度の負荷では私の目は悪くならないのです。

編集者の手が入った文章構成は、非常に勉強になりました。最初に提出した初稿は、もはや恥ずかしくて見れません。

私は小学生のころから科学者を志し、科学の力で社会に貢献することが人生目標であると考えてきました。本書が多くの人の手に届き、一人でも多くの方が視力で不便な思いをせずに生活できるようになれば、それは大西様のご尽力のおかげです。

末筆にて感謝をお伝えします。

平賀広貴

・『運動脳』(サンマーク出版)
・『眼科医だけが知っている 一生視力を失わない50の習慣』(SB新書)
・『ライフスパン　老いなき世界』(東洋経済新報社)
・『ブルーライト　体内時計への脅威』(集英社新書)
・『子どもの目が危ない　「超近視時代」に視力をどう守るか』(NHK出版新書)
・『目の健康の科学』(講談社)
・『人は誰でも「元気な100歳」になれる』(小学館101新書)
・『LIFE SHIFT』(東洋経済新報社)
・『延びすぎた寿命』(河出書房新社)
・『100年視力』(サンマーク出版)
・『近視は治る』(日本教文社)
・『スマホアイ』(アスコム)
・『見る』(早川書房)
・『DNA再起動　人生を変える最高の食事法』(ダイヤモンド社)
・『緑内障の真実』(光文社新書)
・『子どもの近視は「脳」で治す』(PHP研究所)
・『スマホ失明』(かんき出版)
・『心をラクにすると目の不調が消えていく』(草思社)
・『SUPERAGERS老化は治療できる』(CCCメディアハウス)
・『標準眼科学』(医学書院)
・『TEXT眼科学　改訂2版』(南山堂)
・『最短の時間で最大の成果を手に入れる 超効率勉強法』(学研プラス)

（網膜脈絡膜が薄くなる）
・An update on methods for myopia control
Japanese Journal of Visual Science 2022 Volume 43 Issue 1 Pages 1-7

（コロナ禍と体調不良）
・日本生活習慣病予防協会「新型コロナウイルス感染拡大の陰で起きている体調変化や生活習慣に関する最新調査2021年11月10日報告」

（ブルーライトについて）
・日本眼科学会「小児のブルーライトカット眼鏡装用に対する慎重意見」
・https://www.aao.org/eye-health/news/smartphone-blue-light-is-not-blinding-you」（米国眼科学会ホームページ）

（児童生徒の視覚不良原因調査）
・文部科学省「令和3年度学校保健統計（確報値）の公表について」

（2050年の近視人口）
・Holden BA, et al. Ophthalmology, 2016; 123(5): 1036-1042
・The Myopia Boom, Nature 519(7543), 276-278 (2015)

（視覚不良による損失）
・The impact of myopia and high myopia. https://myopiainstitute.org/wp-content/uploads/2020/10/Myopia_report_020517.pdf（ブライアン・ホールデン視覚研究所）

（世界の近視対策）
・A. Chia, et. al. Ophthalmology, 123(2): 391-399
・Jan, C., et al. 2020, Prevention of myopia, China. Bulletin of the World Health Organization;98(6):435-437
・Effect of Repeated Low-Level Red-Light Therapy for Myopia Control in Children: A Multicenter Randomized Controlled Trial Ophthalmology 2022 May;129(5):509-519.

（書籍）
・『世界最高医が教える　目がよくなる32の方法』（ダイヤモンド社）
・『40歳から眼がよくなる習慣』（青春新書インテリジェンス）
・『老眼革命』（日本評論社）
・『眼科専門医が教える生活習慣と食事 子どもの目を良くするためにできること』（PHP研究所）
・『医師の教える食事術』（朝日出版）
・『脳を鍛えるには運動しかない！ 最新科学でわかった脳細胞の増やし方』（NHK出版）

・Using crying to cope: Physiological responses to stress following tears of sadness. *Emotion, 20*(7), 1279–1291.

（目にいい食品）

・Impacts of regular consumption of grapes on macular pigment accumulation in Singapore older adults: a randomized controlled trial. Food Funct., 2023,14(18), 8321-8330
・Grapes and Health (Springer) Grapes and Vision pp 213–235
・Procyanidin-Rich Extract from Grape Seeds Prevents Cataract Formation in Hereditary Cataractous (ICR/f) Rats. *J. Agric. Food Chem.* 2002, 50(17), 4983–4988
・Effects of Milk vs Dark Chocolate Consumption on Visual Acuity and Contrast Sensitivity Within 2 Hours: A Randomized Clinical Trial. JAMA Ophthalmology, 01 Jun 2018, 136(6):678-681
・Polyphenol-enriched cocoa protects the diabetic retina from glial reaction through the sirtuin pathway. The Journal of Nutritional Biochemistry Volume 26, Issue 1, January 2015, Pages 64-74
・BIOCHEMISTRY OF THE LENS: VIII. A NEW PROOF OF THE PRESENCE OF VITAMIN C IN THE CRYSTALLINE LENS
・Protective Effects of Blueberry Anthocyanins against H2O2-Induced Oxidative Injuries in Human Retinal Pigment Epithelial Cells. *J. Agric. Food Chem.* 2018, 66, 7, 1638–1648

（目に悪い食事）

・Food groups and risk of type 2 diabetes mellitus: a systematic review and meta-analysis of prospective studies. European Journal of Epidemiology. Volume 32, pages 363-375, (2017)
・Sodium Intake and Hypertension. Nutrients. 2019, 11(9), 1970
・Health effects of trans-fatty acids: experimental and observational evidence. *European Journal of Clinical Nutrition.* volume 63, pagesS5–S21 (2009)
・Alcohol and the Eye. J Ophthalmic Vis Res. 2021; 16 (2): 260-270
・Relation of unprocessed, processed red meat and poultry consumption to blood pressure in East Asian and Western adults. Journal of Hypertension. 34(9):1721-1729, September 2016
・Effects of Caffeine on Intraocular Pressure: The Blue Mountains Eye Study. Journal of Glaucoma. 14(6):504-507, December 2005
・https://www.afpbb.com/articles/-/3525719

（長時間座ると寿命が縮む）

・Too Much Sitting: The Population-Health Science of Sedentary Behavior
Exerc Sport Sci Rev. 2010 July ; 38(3): 105–113

参考文献

・I. G. Morgan, et.al. Lancet. 2012 May 5;379(9827):1739-48

・Myopia, lifestyle, and schooling in students of Chinese ethnicity in Singapore and Sydney. Arch Ophthalmol. 2008; 126: 527-530

・Jones LA, et. al. Parental history of myopia, sports and outdoor activities, and future myopia. Invest Ophthalmol Vis Sci. 2007; 48(8): 3524–3532

・令和4年度　児童生徒の近視実態調査　調査結果報告

（脳疲労で視力が落ちる）

・The influence of mental fatigue on brain activity: Evidence from a systematic review with meta-analyses Psychophysiology Volume57, Issue5 May 2020 e13554

（子どもはストレスで視力が悪化する）

・Myopia, lifestyle, and schooling in students of Chinese ethnicity in Singapore and Sydney. Arch Ophthalmol. 2008; 126(4): 527-530

（ランニングの効果）

・The Effects of Table Tennis, Basketball, and Athletics on the Prevention and Control of Myopia in Elementary School Students, International Journal of Sociologies and Anthropologies Science Reviews (IJSASR), 3 (6), November-December 2023, pages 351-358

・Study on the Inte to Lose Your Vierence Effect of Sports on Young People's Vision Changes　Hubei Sports Science, 2011

（VDTのルール）

・厚生労働省「情報機器作業における労働衛生管理のためのガイドライン」

（随意筋をトレーニングすると不随意筋の筋力が向上する）

・The increase in muscle force after 4 weeks of strength training is mediated by adaptations in motor unit recruitment and rate coding. The Journal of Physiology. Volume 597 Issue 7 April 2019 Pages 1873-1887

・Strength increases from the motor program: comparison of training with maximal voluntary and imagined muscle contractions. Journal of Neurophysiology. Volume 67 Issue 5 May 1992 Pages 1114-1123

・Contralateral effects of unilateral strength training: evidence and possible mechanisms. Journal of applied physiology. Volume 101 Issue 5 November 2006 Pages 1514-1522

（涙の効果について）

・Toward a Label-Free Electrochemical Impedance Immunosensor Design for Quantifying Cortisol in Tears. Critical Reviews™ in Biomedical Engineering Volume 47, Issue 3, 2019, pp. 207-215

最新の視力研究で導き出した何歳からでも目がよくなる方法

発行日　2025年 2月14日　第1刷

著者　平賀広貴
監修　松岡俊行

本書プロジェクトチーム
編集統括　柿内尚文
編集担当　大住兼正
デザイン　奈良岡菜摘
カバー・本文イラスト　カケヒジュン
本文イラスト　早瀬あやき
DTP・図版制作　中日本企画舎株式会社
校正　東京出版サービスセンター
協力　株式会社キャスティングドクター

営業統括　丸山敏生
営業推進　増尾友裕、綱脇愛、桐山敦子、相澤いづみ、寺内未来子
販売促進　池田孝一郎、石井耕平、熊切絵理、菊山清佳、山口瑞穂、吉村寿美子、矢橋寛子、遠藤真知子、森田真紀、氏家和佳子
プロモーション　山田美恵

編集　小林英史、栗田亘、村上芳子、菊地貴広、山田吉之、福田麻衣、小澤由利子
メディア開発　池田剛、中山景、中村悟志、長野太介、入江翔子、志摩晃司
管理部　早坂裕子、生越こずえ、本間美咲
発行人　坂下毅

発行所　株式会社アスコム

〒105-0003
東京都港区西新橋2-23-1　3東洋海事ビル
TEL：03-5425-6625

印刷・製本　日経印刷株式会社

Printed in Japan ISBN 978-4-7762-1392-5